U0225614

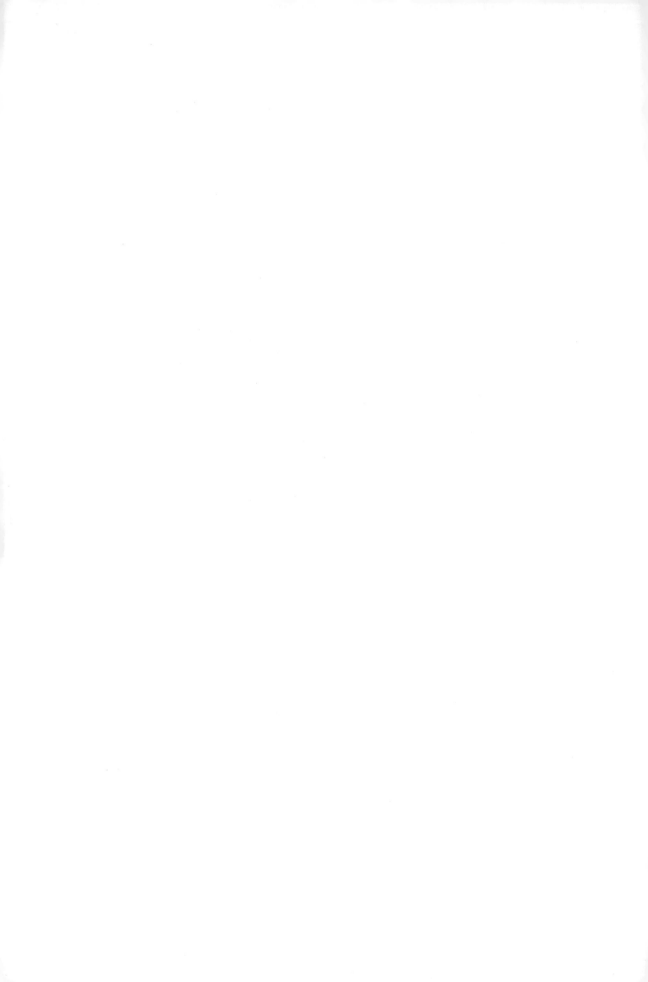

大肠内镜

诊断基础及技巧

——日本肠镜名师答疑解惑

监 修 （日）田中信治 **编 著** （日）永田信二 （日）冈 志郎

主 译 艾新波 **副主译** 谢 威

主 审 刘思德 祝建红 张德庆

辽宁科学技术出版社

·沈阳·

©2021辽宁科学技术出版社

著作权合同登记号：第06-2020-78号。

版权所有·翻印必究

图书在版编目（CIP）数据

大肠内镜诊断基础及技巧／（日）田中信治监修；（日）永田信二，（日）冈 志郎编著；艾新波主译. —沈阳：辽宁科学技术出版社，2021.9

ISBN 978-7-5591-1851-6

Ⅰ．①大… Ⅱ．①田… ②永… ③冈… ④艾… Ⅲ．①大肠—肠疾病—内窥镜检 Ⅳ．①R574.604

中国版本图书馆CIP数据核字（2020）第201046号

出版发行：辽宁科学技术出版社

　　　　　（地址：沈阳市和平区十一纬路25号　邮编：110003）

印 刷 者：辽宁新华印务有限公司

经 销 者：各地新华书店

幅面尺寸：185 mm×260 mm

印　　张：14

插　　页：4

字　　数：340千字

出版时间：2021年9月第1版

印刷时间：2022年12月第3次印刷

责任编辑：郭敬斌

封面设计：顾　娜

版式设计：袁　舒

责任校对：黄跃成

书　　号：ISBN 978-7-5591-1851-6

定　　价：238.00元

编辑电话：024-23284363　13840404767

E-mail：guojingbin@126.com

邮购热线：024-23284502

http://www.lnkj.com.cn

编译者名单

■ 监 修

（日）田中信治　広島大学大学院医系科学研究科内視鏡医学
　　　　　　　　広島大学病院内視鏡診療科/IBD センター

■ 编 著

（日）永田信二　広島市立安佐市民病院消化器内科
（日）岡　志郎　広島大学病院消化器・代謝内科

■ 主 译

艾新波　珠海市人民医院（暨南大学附属珠海医院）消化内科

■ 副主译

谢　威　温州医科大学附属第一医院消化内科

■ 主 审

刘思德　南方医科大学南方医院消化内科
祝建红　苏州大学附属第二医院消化内科
张德庆　苏州大学附属第一医院消化内科

■ 参 译（排名不分先后）

李爱民　南方医科大学南方医院消化内科
蔡建群　南方医科大学南方医院消化内科
罗晓蓓　南方医科大学南方医院消化内科
潘文胜　浙江省人民医院消化内科
徐勤伟　上海同济大学东方医院消化内科
李青云　香港大学深圳医院消化及肝病科
刘　政　南京医科大学第二附属医院消化中心
毛　仁　中山大学附属第一医院消化内科
陈志辉　中山大学附属第一医院胃肠外科
郑健锋　澳门国际大健康智库
冯　卓　上海嘉会国际医院消化内科
刘国伟　银杏内镜医生集团
胡　晓　四川省人民医院消化内科
汪　旭　中国医科大学附属第一医院内镜诊疗科

占　强　无锡市人民医院消化内科
丁百静　芜湖市第一人民医院消化内科
李朝晖　珠海市人民医院（暨南大学附属珠海医院）副院长
陈渝萍　珠海市人民医院（暨南大学附属珠海医院）消化内科
龚飞跃　珠海市人民医院（暨南大学附属珠海医院）消化内科
黄载伟　珠海市人民医院（暨南大学附属珠海医院）消化内科
成建斌　珠海市人民医院（暨南大学附属珠海医院）消化内科
黄灿泽　珠海市人民医院（暨南大学附属珠海医院）消化内科
宋非凡　珠海市人民医院（暨南大学附属珠海医院）医务科
王振疆　珠海市人民医院（暨南大学附属珠海医院）消化内科
周　宾　珠海市人民医院（暨南大学附属珠海医院）病理科
项　立　深圳市龙岗区人民医院消化内科
陆宏娜　宁波李惠利医院消化内科
徐晓红　珠海市人民医院（暨南大学附属珠海医院）消化内科

大肠内镜
诊断基础及技巧

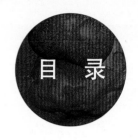

目　录

原著序 ——————————————————————————————————— 田中信治　8

推荐序 ——————————————————————————————————— 刘思德　9

执笔者一览 —————————————————————————————————————— 10

主要缩略语 —————————————————————————————————————— 11

第1章　诊断前准备

① 解剖及观察步骤 ———————————————————— 卜部祐司，永田信二　2

② 内镜检查所见的解读 ———————————————————————— 冈　志郎　16

第2章　提高大肠病变的诊断水平

① 观察时的注意事项 ——————————————— 鸭田贤次郎，永田信二　22

　　Q1. 精查过程中不慎导致出血，能恢复到出血前的状况吗？ ——————— 23

　　Q2. 将病变置于画面何处比较好？ ——————————————————— 25

　　Q3. 病变处于切线方向难以观察时怎么办？ —————————————— 25

　　Q4. 如何在肠管蠕动剧烈时获得高质量图片？ ————————————— 31

② 识别病变的要点 ——————————————————————————— 樫田博史　32

　　Q1. 内镜反转操作有用吗？ ——————————————————————— 34

　　Q2. 内镜前端的附件（透明帽等）有用吗？ —————————————— 35

　　Q3. 还有哪些正在研发的内镜及设备？ ———————————————— 36

　　Q4. 图像增强技术对病变识别有帮助吗？ ——————————————— 38

③ 突破困局！（观察篇） —————————————— 井出大资，斋藤彰一　46

　　Q1. 镜头模糊有何对策？ ———————————————————————— 50

　　Q2. 病变大小的测量有何技巧？ ————————————————————— 52

　　Q3. 无论如何也无法进行反转操作，有什么好办法吗？ ——————— 52

④ **突破困局！（诊断篇）** 久部高司 53

Q1. 正常黏膜中见到白斑有临床意义吗？ 55

Q2. 内镜所见的 WOS（white opaque substance，白色不透明物质）与白斑有何差异？ 56

Q3. 如何判断非抬举征（non-lifting sign）？ 57

Q4. T1 癌的浸润与纤维化的硬度有何不同？ 60

第3章　常规内镜诊断

① **内镜检查所见专业术语的整理（肉眼形态）** 田中秀典，冈　志郎 61

Q1. 0-Ⅱa+Ⅱc 与 0-Ⅱc+Ⅱa 的区别在哪里？ 64

Q2. 0-Ⅱc 与 0-Ⅱa+dep 的区别在哪里？ 65

Q3. 什么是裙边征（skirt sign）？ 67

② **内镜检查所见专业用语的整理（鉴别要点）** 林　武雅 69

Q1. LST-G 颗粒均一型与结节混合型的鉴别要点是什么？ 70

Q2. 如何诊断与 LST-G 颗粒均一型容易混淆的 LST-NG？ 75

③ **肿瘤与非肿瘤的鉴别** 竹内洋司，七條智聖 77

Q1. 怎样合理地进行靛胭脂染色？ 80

Q2. 如果对于肿瘤与非肿瘤的诊断非常自信，息肉切除术后病变的病理诊断是否可以省略？ 81

Q3. 长径 10mm 以下的小息肉可用圈套器安全地冷切，故不进行详细观察直接将它们全部
切除可行吗？ 83

④ **浸润深度诊断** 川崎啓祐，松本主之 84

Q1. 隆起型与浅表型病变诊断时需注意什么？ 85

Q2. 生理性皱襞集中与肿瘤浸润所致的皱襞集中有何鉴别要点？ 88

Q3. 靛胭脂染色是否必要？ 92

第4章　放大内镜诊断

① **常用专业术语的整理** 樫田博史 95

Q1. 小型 ⅢL 型是怎样的 pit 结构？ 96

Q2. VI 型高度不规则中的各个表现权重如何，如何应用？ 98

Q3. VI 型轻度不规则与高度不规则、VI 型高度不规则与 VN 型的鉴别要点是什么？ 99

Q4. 如何准确使用靛胭脂及结晶紫染色？ 99

② **肿瘤与非肿瘤的鉴别诊断** 山野泰穗 101

Q1. 增生性息肉与 SSA/P 的鉴别要点是什么？ 105

Q2. SSA/P 与 SSA/P 伴细胞异型增生的鉴别要点是什么？ —————————— 106

③ **浸润深度诊断**   田中寛人，浦岡俊夫 109

Q1. V_I 型高度不规则与 V_N 型（无结构区域）的区域性如何评估？ —————— 111

Q2. 如何鉴别结晶紫染色不良、黏液附着与 V_N 型 pit pattern？ —————————— 111

Q3. 较大的病变，应以何处为中心进行放大观察？ —————————————————— 112

④ **Q&A 环节**   佐野村　誠 114

Q1. 链霉蛋白酶对于去除病变附着的黏液有用吗？ —————————————————— 114

Q2. 放大观察时有必要用到最高倍率吗？ ——————————————————————— 115

Q3. 双焦距（Dual focus）的优点及缺点是什么？ —————————————————— 115

Q4. 常规观察所见与放大观察诊断存在争议时，应该看重哪个？ ————————— 119

第5章 **图像增强的放大内镜诊断**

① **常用术语的整理**   住元　旭，田中信治 123

Q1. 如何区别使用染色放大观察与图像增强放大观察？ ——————————————— 125

Q2. 如何区分使用 surface pattern 和 vessel pattern？ ————————————— 128

Q3. NBI 与 BLI 的诊断能力有何差异？ ——————————————————————— 129

Q4. 获取良好拍摄条件及高质量图片的要点是什么？ ——————————————— 130

② **肿瘤与非肿瘤的鉴别**   平田大善，佐野　宁 134

Q1. 微小病变中 JNET 分类 Type 1 和 Type 2A 的鉴别要点是什么？ ————— 137

Q2. JNET 分类中 Type 1 与 Type 2A 难以区分的病例，鉴别要点是什么？ —— 138

③ **浸润深度诊断**   坂本　琢，齋藤　豊 140

Q1. 区别 Type 2A 与 Type 2B 有什么意义？ ——————————————————— 140

Q2. 具有多大区域的 Type 3 才有意义？ ——————————————————————— 143

④ **Q&A 环节**   吉田直久，井上　健 146

Q1. 学习 NBI/BLI 放大观察所见的诀窍是什么？ ——————————————————— 146

Q2. 隆起型病变与浅表型病变的内镜所见有差异吗？ ——————————————— 148

Q3. NBI/BLI/LCI 对于病变的识别及诊断有帮助吗？ ——————————————— 149

Q4. NBI 观察中，如何设置最适宜的结构强调及色彩强调模式？ ————————— 150

第6章 **超声内镜诊断**

① **基础知识**   清水誠治 153

Q. 细径探头和超声内镜专用机有何区别？如何选用？ ——————————————— 156

② **浸润深度诊断**　　　　　　　　　　　　　　　　　　　　　　　　齐藤裕辅，小林　裕　158

Q1. 如何较好地使水贮存在观察区域？　　　　　　　　　　　　　　　　　　　160

Q2. 如何扫查位于急峻弯曲部位的病变、结肠袋上及内侧的病变？　　　　　　　160

Q3. 对于难以进行内镜下正面观察及 HFUP 扫查的病变有何应对诀窍？　　　　　160

第7章　标本处理

标本处理——进行正确的病理诊断　　　　　　　　　　　　　　　上杉宪幸，菅井　有　167

第8章　病例学习（Case Study）

Case ① 上皮性病变？ 非上皮性病变？　　　　　　　　　　　　　齐藤裕辅，藤谷干浩　173

Case ② 上皮性肿瘤？ 非上皮性肿瘤？　　　　　　　　　　　　　　　　佐野村　诚　179

Case ③ 根据内镜所见可以预测病理组织学特征吗？

　　　　　　　　　　　　　　　　　　　　　　　　　　　鸭田贤次郎，永田信二　184

Case ④ 何种组织类型？ 浸润深度如何？ 治疗方案怎么制订？

　　　　　　　　　　　　　　　　　　　　　　　　　　　　住元　旭，田中信治　191

Case ⑤ 何种组织类型？ 浸润深度如何？　　　　　　　　　　田中秀典，田中信治　197

Case ⑥ 该病变是腺瘤内癌吗？　　　　　　　　　　　　　　　　佐野　亘，佐野　宁　203

Case ⑦ 诊断是什么？　　　　　　　　　　　　　　　　　　　　河野弘志，鹤田　修　207

原著序

　　大肠肿瘤的内镜诊疗由"内镜插入手法、诊断学、治疗手法"3 个重要的部分构成，欠缺任意一个部分都无法构成完整的诊疗。如果不能顺利进镜，则无法进行正确的诊断和治疗；即使学会了大肠内镜的插入技巧，如果没有系统掌握规范的内镜诊断学，也无法选择精准的治疗方法。另外，如果治疗手法生疏，也无法达到满意的治疗效果。基于这样的背景，2008 年羊土社出版了该书《大肠肿瘤诊断》这本有助于掌握大肠内镜诊断学的实践性入门书。2014 年出版了该书修订版，获得了众多内镜医生的一致好评。

　　作为续篇，由我担任监修，由永田信二先生（広岛市立安佐市民病院）与冈 志郎先生（広岛大学）编著的《大肠内镜诊断基础及技巧》一书得以出版。书的内容以"临床疑问（Clinical Question）"的形式呈现，易读易懂，内容涉及放大内镜观察、图像增强观察、超声内镜诊断、内镜切除标本的处理等。本书致力于解决年轻医生日常疑问，并且由业内"大咖"展示需要掌握的诀窍及应该避开的陷阱，是前所未有的能在临床实践中培养医生即战力的内镜诊断指南性书籍。本书在术语的定义和解说上都下了很大功夫，读者还可以通过"病例学习（Case Study）"这一章检查对知识点的掌握程度。如果从事大肠肿瘤的诊断和内镜治疗的医生们能反复研读本书，相信对其未来的诊疗工作一定大有裨益。若本书能对日夜钻研大肠内镜诊疗的年轻医生们有所帮助，我将不胜荣幸。

　　最后，向在百忙之中欣然接受并完成撰写的诸位老师表示衷心的感谢，同时也向羊土社的诸位老师的辛勤付出致以诚挚的谢意。

広岛大学大学院医系科学研究科　内視鏡医学

広岛大学病院　内視鏡診療科 /IBD センター

田中信治

2019 年初秋

推荐序

　　大肠癌是常见的消化道恶性肿瘤，其发病与生活方式、遗传、大肠腺瘤等关系密切。早期大肠癌症状不明显，如若出现便血、梗阻等症状，常常为时已晚。确诊为进展期大肠癌的患者预后较差，同时增加了家庭及社会沉重的医疗负担。日本的消化道早癌诊治水平在国际上处于领先地位，内镜医生结合日新月异的内镜设备，借助常规内镜、染色内镜、NBI 放大、超声内镜等技术开展早期大肠癌的精准诊断，从而为患者制订最佳的诊疗策略。当我初次翻阅本书——《大肠内镜诊断基础及技巧》时，即被其精彩全面的内容所吸引（注：大肠内镜、肠镜在国内常称为结肠镜；冈＝冈，全书同）。该书从常规内镜诊断、放大内镜诊断、图像增强观察、超声内镜诊断、内镜切除标本的规范化取材等方面，进行了详尽解说，对年轻内镜医生工作中的常见问题进行了详细解答。尤其在"病例学习（Case Study）"这一章，通过一些典型的病例再次强化了理论知识点，通过一些有难度的病例对内镜医生的疑惑进行了深度解析和回答。本书是一本实战性很强的内镜工具书，我真诚希望国内的内镜医生不仅能从此书中学习掌握相关知识，而且还能够从学习过程中领悟日本同行在内镜领域的"匠人匠心"精神。艾新波博士是暨南大学附属珠海医院消化内科的优秀医生，曾赴日本顺天堂大学附属医院访问学习，不仅对早期大肠癌的内镜诊治非常有经验，而且通晓英语、日语等多国语言。我非常高兴地看到艾博士在席不暇暖的医疗工作之余，欣然接受辽宁科学技术出版社的翻译邀请，并为此书中文版的最终成型奉献了高质量的翻译。我相信此书一定会成为诸位进阶为大师级内镜医生必不可少的内镜工具书，不管是年轻医生还是经验丰富的专家教授都能从本书中有所获益。近年来，国内的消化道早癌诊治水平虽然取得了巨大的进步，但不得不承认，我们距离日本的早癌诊治水平还存在一定的差距。作为消化内科医生，我们始终秉持"发现一例早癌，挽救一条生命，拯救一个家庭"的理念，这是我们消化内科医生义不容辞的使命和责任。我再次向国内的消化内科医生推荐这本书，希望在大家的共同努力下，使我国的早期大肠癌内镜诊治水平迈向精准化、细致化发展的更高水平。

南方医科大学南方医院消化内科

2020 年初秋

执笔者一览

■ 监 修

田中信治	広島大学大学院医系科学研究科内視鏡医学 広島大学病院内視鏡診療科/IBD センター

■ 编 著

永田信二	広島市立安佐市民病院消化器内科
岡　志郎	広島大学病院消化器・代謝内科

■ 执笔者

田中信治	広島大学大学院医系科学研究科内視鏡医学 広島大学病院内視鏡診療科/IBD センター
卜部祐司	広島大学病院消化器・代謝内科／未来医療センター
永田信二	広島市立安佐市民病院消化器内科
岡　志郎	広島大学病院消化器・代謝内科
鴫田賢次郎	広島市立安佐市民病院内視鏡内科
樫田博史	近畿大学医学部消化器内科
井出大資	がん研究会有明病院下部消化管内科
斎藤彰一	がん研究会有明病院下部消化管内科
久部高司	福岡大学筑紫病院消化器内科
田中秀典	広島大学病院消化器・代謝内科
林　武雅	昭和大学横浜市北部病院消化器センター
竹内洋司	大阪国際がんセンター消化管内科
七條智聖	大阪国際がんセンター消化管内科
川崎啓祐	岩手医科大学医学部消化器内科消化管分野
松本主之	岩手医科大学医学部消化器内科消化管分野
山野泰穂	札幌医科大学医学部消化器内科学講座
田中寛人	群馬大学医学部附属病院消化器・肝臓内科
浦岡俊夫	群馬大学大学院医学系研究科消化器・肝臓内科学
佐野村　誠	北摂総合病院消化器内科
住元　旭	広島大学大学院医系科学研究科内視鏡医学
平田大善	佐野病院消化器センター
佐野　寧	佐野病院消化器センター
坂本　琢	国立がん研究センター中央病院内視鏡科
齋藤　豊	国立がん研究センター中央病院内視鏡科
吉田直久	京都府立医科大学消化器内科
井上　健	京都府立医科大学消化器内科
清水誠治	JR大阪鉄道病院消化器内科
斉藤裕輔	市立旭川病院消化器病センター
小林　裕	市立旭川病院消化器病センター
上杉憲幸	岩手医科大学医学部病理学講座分子診断病理学分野
菅井　有	岩手医科大学医学部病理学講座分子診断病理学分野
藤谷幹浩	旭川医科大学消化器血液腫瘍内科
佐野　互	佐野病院消化器センター
河野弘志	聖マリア病院消化器内科
鶴田　修	久留米大学病院消化器病センター 久留米大学医学部内科学講座消化器内科部門

主要缩略语

缩略语	全称（英文）	中文
BLI	blue laser imaging	蓝激光成像
EMR	endoscopic mucosal resection	内镜下黏膜切除术
ESD	endoscopic submucosal dissection	内镜黏膜下剥离术
EUS	endoscopic ultrasonography	超声内镜检查
HFUP	high-frequency ultrasound probe	高频超声探头
LCI	linked color imaging	联动成像
LST	laterally spreading tumor	侧向发育型肿瘤
LST-G	LST-granular type	LST 颗粒
LST-NG	LST-non granular type	LST 非颗粒型
NBI	narrow band imaging	内镜窄带成像
SMT	submucosal tumor	黏膜下肿瘤
SSA/P	sessile serrated adenoma/polyp	锯齿状腺瘤 / 息肉
TSA	traditional serrated adenoma	传统型锯齿状腺瘤

缩略语	解　说
M	黏膜层
LP	黏膜固有层
MM	黏膜肌层
SM	黏膜下层
MP	固有肌层
SS	浆膜下层
S	浆膜层

缩略语	解　说
Tis	癌局限在黏膜内，并未到达黏膜下层
T1a	癌浸润至黏膜下层，浸润深度小于 1000μm
T1b	癌浸润至黏膜下层，浸润深度大于 1000μm 但未到达固有肌层
T2	癌浸润至固有肌层但未突破固有肌层
T3	癌浸润突破固有肌层

大肠内镜
诊断基础及技巧

——日本肠镜名师答疑解惑

1 解剖及观察步骤

卜部祐司，永田信二

1 大肠的解剖

1）大肠的分区

进行结肠镜检查时熟悉大肠解剖相当重要。大肠是长度 120～170cm 的空腔脏器，绕腹腔走行一周。大肠从口侧起可大致分为盲肠、结肠、直肠，而结肠又细分为升结肠、横结肠、降结肠、乙状结肠（图 1）。

盲肠、升结肠、降结肠、直肠位于腹膜后，因此，肠管相对比较固定。但横结

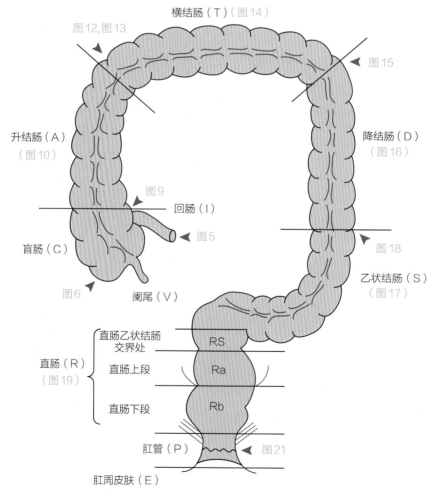

图 1 大肠、阑尾、肛管的分区

肠、乙状结肠位于腹膜间位，肠管相对比较自由，结肠镜插入时容易拉伸成襻。

2）大肠肠壁的结构

大肠肠壁由**黏膜层**、**黏膜下层**、**固有肌层**、**浆膜下层**、**浆膜层**共**5层**组成（图2）。大肠肠壁厚度3～5mm，约为胃壁厚度的1/2。

黏膜层厚度0.2～0.4mm，被覆单层柱状上皮，由吸收上皮细胞及大量的杯状细胞构成。杯状细胞可以分泌黏液，参与Lieberkühn隐窝的构成，在隐窝黏液开口处喷洒靛胭脂、结晶紫等色素进行内镜观察时可见类圆形的小孔（pit），仔细观察这种pit的形态结构对于**大肠病变的定性诊断**非常重要。另外，在大肠表面有无数平行于肠管短径的无名沟，在染色观察下清晰可见（图3）。

正常情况下，大肠黏膜下层的网状血管可以清楚观察到（图4），但是，大肠黏

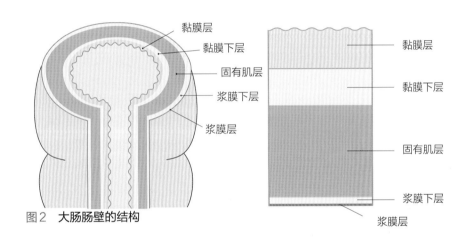

图2　大肠肠壁的结构

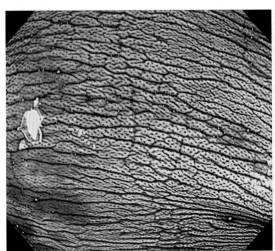

图3　无名沟

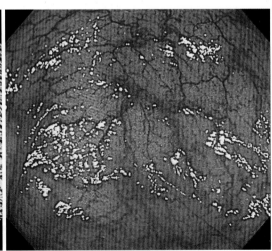

图4　血管透见（正常图像）

膜发生炎症及肿瘤时，透见性降低甚至消失。结肠镜检查时掌握**血管透见**这一表现有助于溃疡性结肠炎的炎症有无及轻重的判断，以及浅表型肿瘤的识别。

消化道中结肠的肌层分别由内侧的环形肌及外侧的纵行肌组成，外侧的纵行肌在3处聚集成为结肠带。3条结肠带在直乙交界融合，延续为直肠纵行肌全面覆盖直肠，因此直肠肌层较厚，结肠肌层相对较薄。另外，结肠带长度比肠管短，且易收缩，两者处于同一部位相互作用形成结肠袋和半月襞。结肠袋为向外突出的囊袋状结构，右半结肠比左半结肠更明显。

3）大肠的血管

滋养大肠的血管主要分为：①滋养右半结肠的肠系膜上动脉分支回结肠动脉、右结肠动脉、中结肠动脉；②滋养左半结肠及直肠的肠系膜下动脉分支左结肠动脉、乙状结肠动脉、直肠上动脉；③滋养直肠下部的髂内动脉分支发出的直肠中下部动脉。因此，位于肠系膜上动脉与肠系膜下动脉供血交界区域的脾曲附近容易发生缺血，这也是**缺血性肠炎**的好发部位。

2 正常的内镜检查图及各部位的解剖

1）回肠末端（图5）

回盲瓣口侧处的小肠黏膜呈绒毛状，具有不同于结肠黏膜的光泽感。可见 peyer 斑及淋巴滤泡。

2）盲肠（图6）

回盲瓣深处，有阑尾孔开口的肠腔为盲肠，位于右髂窝内，为回盲瓣上唇至足侧空间的囊袋状结构。3条结肠带在同一部位融合，形成一层纵行肌覆盖阑尾。回

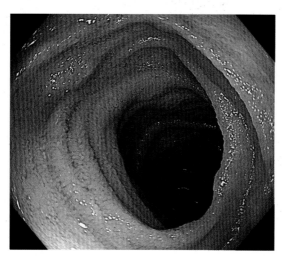

图5　回肠末端

盲瓣上唇、下唇的两端融合，移行为半月形的皱襞（图 7）。

要点 **结肠镜检查后发生的肠癌（Post colonoscopy colorectal cancer，PCCRC）（图 8）**
上次结肠镜检查未发现肠癌，本次结肠镜检查发现肠癌。这种癌被称为 PCCRC，包含漏诊的癌和快速进展癌。该病例是大肠 EMR 术后随访患者，患者每年接受结肠镜检查，与回盲瓣所处同一圆周平面的皱襞内侧可见轻微隆起（图 8🅐 ▷），观察肿瘤全貌后确认为长径 20mm 的 LST-NG 病变（图 8🅑）。

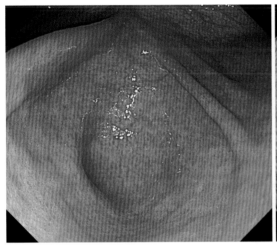

图6 盲肠

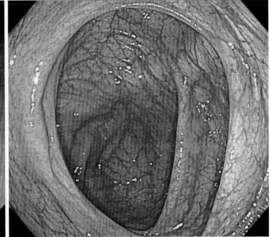

图7 回盲部（正常图像）

🅐 回盲瓣附近

🅑 肿瘤整体观

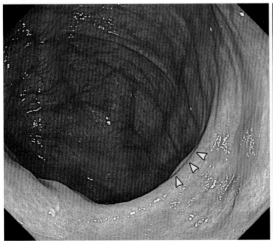

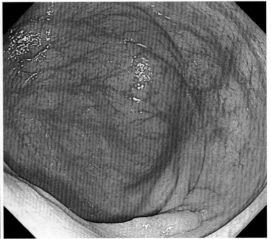

图8 PCCRC

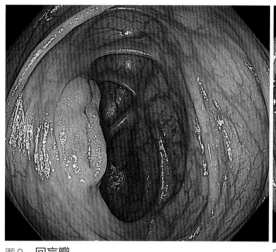
图9 回盲瓣

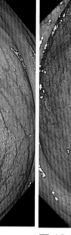
图10 升结肠

3）回盲瓣（图9）

回盲瓣由上、下唇构成。

在内镜保持直线化插入的情况下，回盲瓣距离肛门约70cm。

4）升结肠（图10）

升结肠固定于腹膜后，结肠袋比较深厚。

> **要点**
>
> **粪水要充分吸引**（图11）
>
> 内镜退镜过程中要进行粪水吸引吗？
>
> 要变换患者体位吗？
>
> 肠腔内仍有大量粪水残留的情况下，仍继续退镜吗？
>
> 忽视上述情况可能会遭受惨痛教训。图11中的病例可见升结肠肝曲残存大量粪水（图11Ⓐ），充分冲洗粪水后，可见最大径约5mm的0-Ⅱa + Ⅱc病变（pT1b癌）（图11ⒷⒸ）。请务必充分吸引粪水后再进行观察。

5）肝曲（图12）

由于位置毗邻肝脏，结肠镜所见呈现蓝斑样外观（图12◁）。

在内镜保持直线化插入的情况下，肝曲距离肛门约60cm。

Ⓐ 粪水吸引前

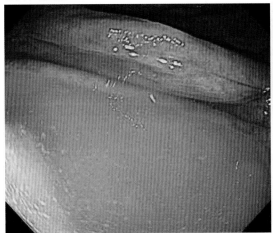

Ⓑ 粪水吸引后的常规内镜观察

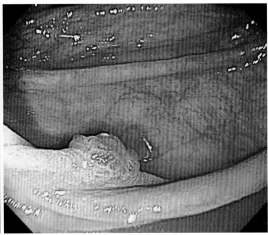

Ⓒ 粪水吸引后的靛胭脂喷洒染色

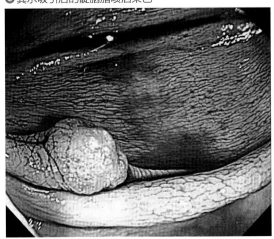

图11 粪水吸引干净后检出的癌

> **要点** **非常容易被漏诊的横结肠近肝曲处病变**
>
> 横结肠近肝曲处（图13）是内镜非常容易滑出的部位，尤其在空气量较多的情况下更容易滑出。减少空气量，一边旋镜一边仔细观察皱襞内侧是非常必要的。如果沿着肠管径直退镜，则很有可能漏诊图13中的肿瘤，但如果退镜时一边调整Up（或者Down）旋钮一边观察皱襞的内侧，则可发现肿瘤。

6）横结肠（图14）

横结肠是以3条结肠带为顶点围成的三角形管腔结构。横结肠附着于肠系膜，相对不固定。而作为横结肠一部分的结肠曲，却固定于后腹膜，是移行为升结肠、降结肠的区域。

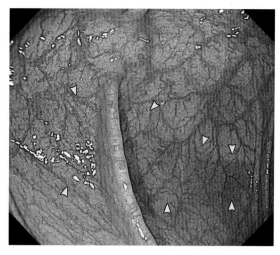

图 12　肝曲

Ⓐ 沿着肠管径直退镜

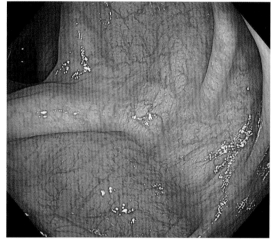

Ⓑ 皱襞内侧的肿瘤

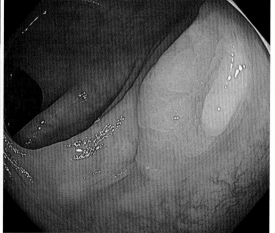

图 13　横结肠近肝曲处

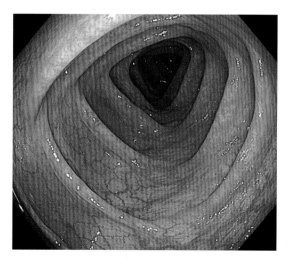

图 14　横结肠

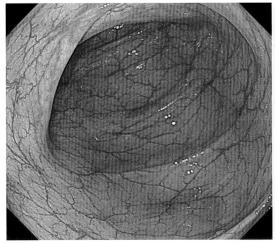

图 15　脾曲

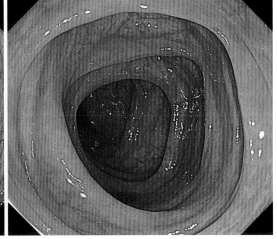

图 16　降结肠

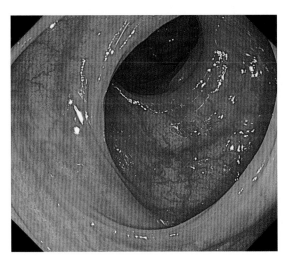

图 17　乙状结肠

7）脾曲（图 15）

结肠脾曲是非常弯曲的部位。

在内镜保持直线化插入的情况下，脾曲距离肛门约 40cm。

8）降结肠（图 16）

降结肠是结肠脾曲至平髂嵴高度乙状结肠起始段的肠管，位于后腹膜，相对固定，前方覆盖腹膜。

9）乙状结肠（图 17）

平左侧髂嵴处与降结肠相连，肠系膜附着，走行和长度个体差异性较大，成为决定结肠镜插入难易程度的因素之一。由于乙状结肠伴行肠系膜，且游离于腹腔内，

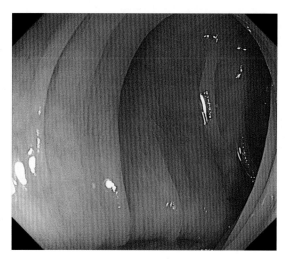

图18　SD交界

结肠镜插入时患者体位、空气量的控制及插入方法（push法，右旋短缩法）等诸多因素均会影响进镜难度，乙状结肠与降结肠交界（SD交界）是极其弯曲的部位，也是决定能否顺利进镜的关键部位（图18）。

10）直肠、乙状结肠交界（直乙交界）

为平骶岬水平至第2骶椎下缘高度的肠管，这段肠管从解剖学角度划分归为结肠部分，而若**按照血管供应划分，则归为直肠部分**。

11）直肠

直肠黏膜比结肠黏膜厚，肛管附近有丰富的血管及淋巴管。

直肠解剖上有2处弯曲，直乙交界处的直肠沿着骶骨前方形成弯曲（骶曲），在移行为肛管之前再次形成弯曲（会阴曲）。

内镜下可以观察到直肠的3个皱襞。从口侧开始，分别为上直肠横襞（上Houston瓣）、中直肠横襞（中Houston瓣）、下直肠横襞（下Houston瓣）（图19）。上、下直肠横襞位于左侧，中直肠横襞位于右侧。另外，中直肠横襞也称为Kohlrausch皱襞，该皱襞为直肠3个皱襞中最有特征的，是直肠上部与直肠下部的分界。腹膜折返处就位于Kohlrausch皱襞的位置，在女性肠管前方形成直肠子宫陷凹（Douglas陷凹），而在男性则形成膀胱直肠陷凹。直肠下段（Rb）位于肛门到中Houston瓣之间，直肠上段位于中Houston瓣到上Houston瓣之间，直乙交界（RS）则是直肠到乙状结肠弯曲部之间的肠管。

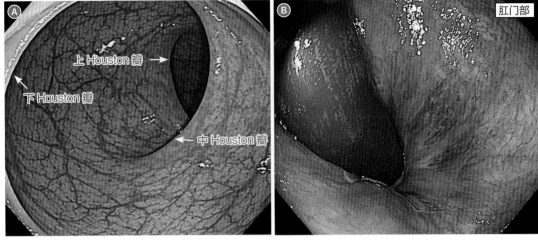

图19　直肠（正常图像）

> **要点**　**需要进行反转观察吗？**（图20）
>
> 　　直肠的观察需要内镜反转吗？如果只是单纯顺镜方向观察直肠，可能会导致一些比较严重的后果。反转观察时空气量不足容易出现肿瘤的漏诊。图20是反转观察时注气较多的情况下发现的直肠肿瘤病变。反转观察的操作技巧就是患者仰卧位下充分注气并打满Up旋钮，此时就能反转镜身观察。对于体形偏瘦、有外科手术史等较难进行反转操作的患者，最好不要盲目反转内镜，曾有过反转操作引起直肠破裂穿孔的报道。

12）肛管（图21）

　　即位于复层鳞状上皮与柱状上皮移行处的齿状线至肛门缘之间的部分，在反转操作时最先观察到。

3　结肠镜的观察步骤

1）观察前的基本处置

　　去除残渣和气泡是内镜观察的基本前提。为了在观察时不漏诊可能藏匿于粪渣和粪水中的病变，要尽可能充分吸引后进行观察，气泡可用含有二甲硅油的水冲洗干净。但许多平坦的锯齿状病变往往有残渣附着，故有时洗净前的观察也相当重要。

　　空气量的调整对于结肠镜的观察也至关重要。空气量较少时存在许多观察盲区，因此检查时应送足气使肠管充分伸展进行观察。但是，在寻找平坦隆起型及凹陷型病变时，比起充气使肠管充分伸展，少量吸气使**肠腔相对塌缩**更有利于发现病变。

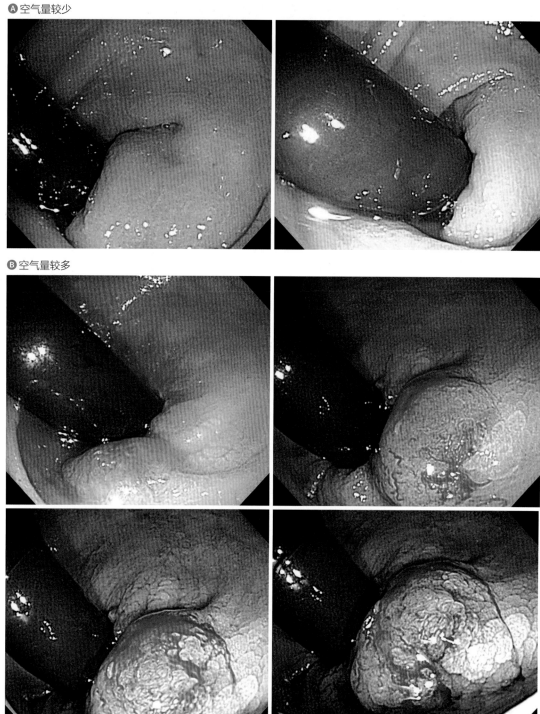

A 空气量较少

B 空气量较多

图 20　内镜反转并注气较多情况下发现的直肠肿瘤病变

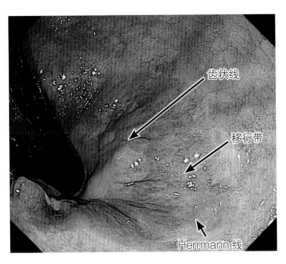

齿状线

移行带

Herrmann 线

图21　肛管

如果注气也无法使管腔充分伸展，则可尝试改变体位。左侧卧位利于对右侧结肠和直肠的观察，右侧卧位利于对左侧结肠的观察，这是因为重力作用而引起粪水或者粪渣往下移动，空气往上移动，肠腔充分伸展，从而易于观察。

对于肠管蠕动非常明显的患者，需要追加抗胆碱能药物或静脉滴注胰高血糖素（0.5 ~ 1A）。另外，在肠管蠕动非常明显而导致病变难以观察时，可以在镜头前端安装透明帽，利用透明帽翻开皱襞从而更好地观察病变。镇静药物的联用或加量对于部分患者紧张所致的肠管痉挛也有帮助。

发现病变时要充分冲洗再行观察。喷洒色素时，若病变浸没于染色液而难以观察，可适当改变体位，使病变处于重力方向的对侧位观察。下面将按部位对内镜观察的顺序进行阐述。

2）进镜时

虽然结肠镜检查通常是从内镜到达盲肠后开始退镜观察的，但**进镜时的观察**也同样重要。对于那些占据肠腔全周的肿瘤及隆起较高的肿瘤，内镜通过时容易导致出血，故最好在往深部进镜前进行观察。

3）回盲部

退镜的时候最先观察的部位便是回盲部，内镜到达盲肠后，首先需注意阑尾开口处是否存在阑尾癌。观察阑尾时需接近阑尾开口处进行摄图。有时一些少见的阑尾开口处病变会隐于阑尾内，需要仔细观察以辨别（图22）。**回盲瓣内侧的区域是盲区**，也必须仔细观察（图23）。另外，回肠末端是疾病好发部位，勿遗漏对此处的观察。

4）升结肠

由于升结肠结肠袋比较深，因此存在较多盲区，边调整空气量边观察相当有效。

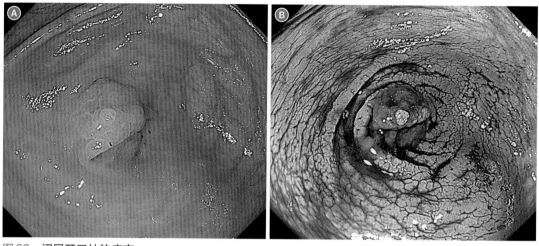

图 22　阑尾开口处的病变

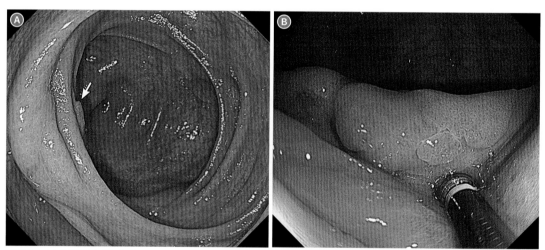

图 23　回盲瓣内侧的病变

　　内镜吸气可使结肠袋处于松弛的状态，有利于对结肠皱襞内侧的观察。另外，在盲肠附近进行反转操作，并退镜至肝曲进行观察，也可以降低漏诊率。使用奥林巴斯公司生产的无创喷洒管（non-traumatic tube）推开皱襞（图 24，参考**第 2 章①**），或者利用透明帽抵住前方盲区的皱襞进行观察也行之有效。

5）横结肠

　　镜身保持直线化，采用取 jugging 方法操作可减少盲区的漏诊。另外，内镜**反转观察**也可减少盲区的漏诊。在肝曲、脾曲、横结肠中段的弯曲部等容易形成观察盲区的部位，除了调节空气量和变换体位外，还要在送镜的同时一边对准对侧肠壁一边深入镜身探查。

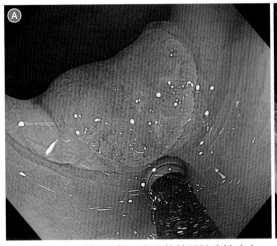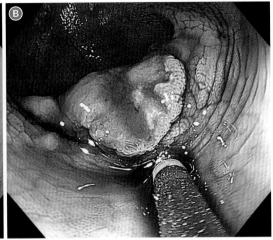

图 24　借助无创喷洒管而发现的结肠肿瘤性病变

6）降结肠~乙状结肠

降结肠结肠袋并不深大，相对容易观察。乙状结肠相对弯曲，对进行过乙状结肠短缩的病例要进行充分注气观察。如果镜身突然滑出，可通过适度推镜使肠管延伸成襻进行观察，减少观察盲区。

7）直肠~肛门

直肠不仅是腺瘤及癌的好发部位，而且也是类癌及内痔等疾病的好发部位。直肠管腔相对比较大，因此容易观察。虽然直肠管腔较大易于观察，但需注意 Houston 瓣容易成为盲区。肛管附近的**直肠下段**位于镜头的后侧，易成为观察盲区，因此反转操作非常重要。但是，遇到阻力很大或患者主诉疼痛时仍盲目反转，则有发生穿孔的危险。无论如何也要进行反转的话，可尝试更换细径内镜。退镜时边吸气边进行弱放大观察，也能缩小直肠下段的观察盲区。

参考文献

[1] 田中信治：17）観察時のポイント –6. 正確な質的診断のための通常観察のポイント.「ワンポイントアドバイス　大腸内視鏡検査法」（五十嵐正広，田中信治／編），pp290–291，日本メディカルセンター，2004.
[2] 岡　志郎，田中信治：1. 大腸病変の拾い上げ診断.「症例で身につける消化器内視鏡シリーズ　大腸腫瘍診断　改訂版」（田中信治／編），pp57–61，羊土社，2014.
[3] 岡　志郎，田中信治：2）通常内視鏡診断の基本とコツ；表面型早期癌. 消化器外科，34：229–237，2011.
[4] 岡　志郎，他：トラブルを回避するためのポイント死角になりやすい部位をどう観察するか. 消化器の臨床，15：658–662，2012.
[5] 鈴木康元：スムーズな挿入のコツと観察のポイント肛門~直腸の挿入・観察. 消化器の臨床，15：607–609，2012.
[6]「大腸癌取扱い規約（第 9 版）」（大腸癌研究会／編），金原出版，2017.

内镜检查所见的解读

冈　志郎

前言

大肠病变的内镜诊断采取以下步骤：首先参照病变的**数量**（单发/多发）、病变的**隆起状况**、**表面性状**等指标进行**上皮性/非上皮性**的鉴别，然后依照**色调**、**表面细微结构**、**硬度**等内镜所见进行**性质的诊断**（图1）。这时调节空气量，对病变从远景、中景、近景进行各个角度（正面和侧面）的观察。空气量较多的远景像易于医生把握病变整体，能根据边缘硬化表现进行浸润深度的诊断，近景像有助于表面细微结构的诊断，接下来将对各诊断要点进行解说。

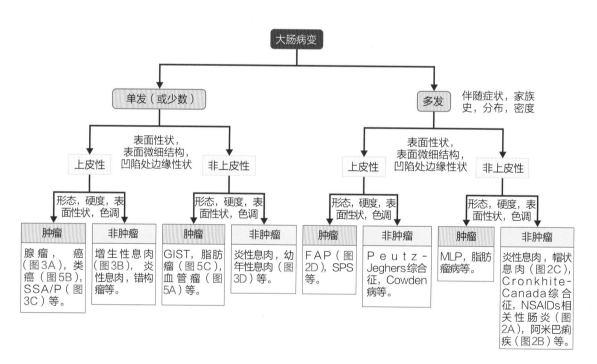

图1　大肠病变的内镜诊断流程图

SSA/P: sessile serrated adenoma/polyp（锯齿状腺瘤/息肉）。GIST: gastrointestinal stromal tumor（胃肠间质瘤）。FAP: familial adenomatous polyposis（家族性息肉病）。SPS: serrated polyposis syndrome（锯齿状息肉病综合征）。MLP: multiple lymphomatous polyposis（多发性淋巴瘤性息肉病）。

1 病变数量

　　病变**数量**（单发或多发）可作为大肠病变的鉴别诊断要点之一（图2）。肿瘤性病变（不论上皮性或非上皮性）**多数呈单发，少数呈多发**。另一方面，溃疡性结肠炎等炎症性肠病、感染性肠炎、药物性肠炎多表现为多发糜烂、溃疡。帽状息肉作为多发性病变的代表（图2**C**），患者背景、临床经过、伴随症状能对诊断有所帮助。

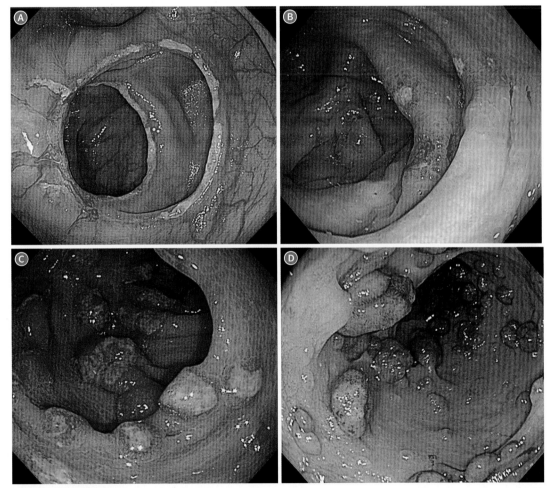

图2　多发性病变

A）NSAIDs 相关性肠炎：活动期的环形溃疡。

B）阿米巴痢疾：多发溃疡及糜烂。

C）帽状息肉：正常黏膜间存在的多发类似于章鱼吸盘的隆起型病变。

D）家族性息肉病：弥漫分布的有蒂～无蒂性息肉。

1）上皮性病变

　　病变边界清晰，表面结构及隆起异于周围的正常黏膜是诊断上皮性病变的要点。虽然有时浸润癌的隆起表面覆盖有正常上皮而呈现 non-polypoid growth（NPG）的形态（第3章②图2）。但可根据非肿瘤黏膜边缘的性状（蚕食像、不规则像）及病变整体的不规则性与非上皮性肿瘤进行鉴别。

2）非上皮性病变

　　非上皮性病变因病变边界不清及病变被覆非肿瘤性黏膜而易于诊断。另外，通过高清电子内镜非放大而仅凭近距离观察即可观察到病变表面为Ⅰ型的 pit pattern。

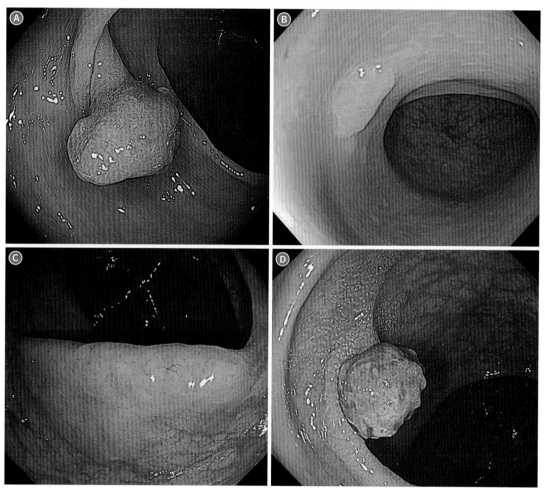

图3　上皮性病变

Ⓐ）早期癌（T1b癌）：表面凹凸不规整、色调发红的隆起型病变。

Ⓑ）增生性息肉：表面光滑呈白色的扁平隆起型病变。

Ⓒ）SSA/P：表面平滑呈白色的扁平隆起型病变。

Ⓓ）幼年性息肉：头部发红区域由极不规则的糜烂形成。

3　肿瘤和非肿瘤的诊断

1）上皮性病变

上皮性病变中，肿瘤与非肿瘤的鉴别主要在于**色调及表面构造的不同**（图3）。上皮性肿瘤性病变中最常见的腺瘤表面光滑且呈现正常色调~发红色调。而癌往往表面微结构不规则，因浸润会产生紧满感、表面粗糙、糜烂，进一步发展则会形成溃疡（图3Ⓐ）。

上皮性非肿瘤性病变绝大部分是增生性息肉（图3Ⓑ），多呈白色色调，为表面平滑的无蒂性微小~小型病变，好发于直肠。与增生性息肉需要鉴别的是SSA/P（图3Ⓒ）。与增生性息肉相比，SSA/P较大且平坦，好发于右半结肠。另外，炎性息肉及幼年性息肉多数呈有蒂~亚蒂且表面光滑的形态特征，但随着黏膜固有层炎症性变化，表面也可见黏液附着、糜烂、色调发红，腺管开口部相比腺瘤呈现出更为稀疏的非肿瘤性pit，故能与肿瘤性病变相鉴别（图3Ⓓ）。

2）非上皮性病变

非上皮性病变中肿瘤与非肿瘤的鉴别要素主要为**形态、硬度和色调**。

（1）形态

病变是否呈均一的半球状，是否呈多结节状·不规则，是否广基，均为形态诊断的重要因素。多结节状且不规则的SMT很有可能是恶性肿瘤（图4）。

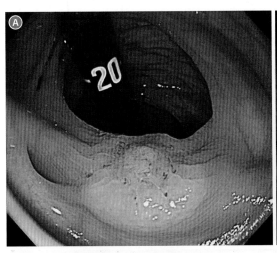
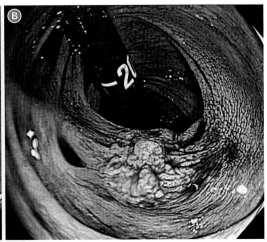
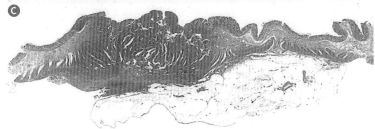

图4　SMT样形态的进展期癌

Ⓐ）常规观察：皱襞集中伴中央区显著发红，呈现SMT样的隆起型病变。

Ⓑ）靛胭脂喷洒染色。

Ⓒ）病理组织像（显微镜观察）：浸润至浆膜下层的癌。

（2）硬度

可以根据 cushion sign 判别病变硬度（活检钳压住病变表面会产生凹陷，活检钳离开后则恢复原状）。血管性肿瘤、脂肪瘤、淋巴管瘤、恶性淋巴瘤等较柔软的肿瘤 cushion 征多阳性。GIST、平滑肌瘤、类癌、颗粒细胞瘤 cushion 征则多阴性。

（3）色调

关于病变色调，血管瘤呈暗紫色（图 5Ⓐ），淋巴管瘤呈蓝色（图 5Ⓓ），脂肪瘤（图 5Ⓒ）及类癌（图 5Ⓑ）多呈黄白色。但是，需注意有时蠕动等物理刺激会使病灶呈现发红色调或形成溃疡。另外，对血管性肿瘤活检容易大出血，故此类病变的活检是**禁忌**。

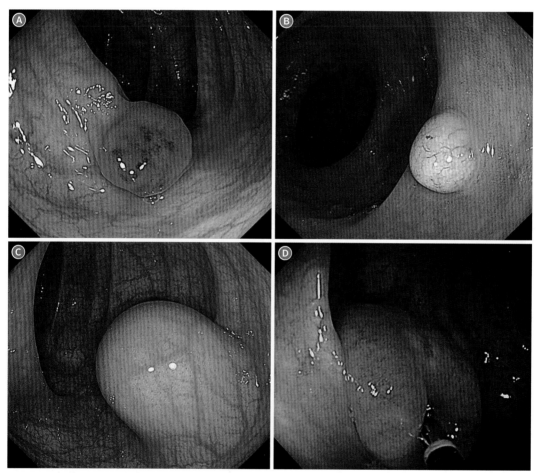

图5　依据色调鉴别非上皮性肿瘤

Ⓐ）海绵状血管瘤：暗紫色分叶状形态的隆起型病变。

Ⓑ）类癌：黄色的半球状隆起型病变，临床上将其当作 SMT 处理，但组织学诊断却是黏膜固有层深部发生的上皮性肿瘤。

Ⓒ）脂肪瘤：表面平滑的黄色隆起型病变。

Ⓓ）淋巴管瘤（cushion 征阳性）：活检钳压迫确认病变柔软。

4 肿瘤性病变的诊断策略

肿瘤性病变的诊断策略如图 6 所示，在常规观察后，不染色进行简单的 NBI 或 BLI 放大观察，通过综合评估间接的 pit 样结构（表面结构，surface pattern）及病变表面的微血管结构（vessel pattern）而对病变进行定性诊断。

随后，喷洒靛胭脂进行染色观察（对比法）。靛胭脂会潴留于病变凹陷处及沟槽中，清晰凸显出病变凹凸及色调。在靛胭脂染色后怀疑有稍微不规则的肿瘤表面结构时，为了正确诊断必须采用结晶紫（染色法）观察 pit pattern 结构。

追加超声内镜检查（EUS）及灌肠 X 线造影可进一步提高诊断的精确性。

参考文献

[1] Oka S, et al：Clinical usefulness of narrow band imaging magnifying classification for colorectal tumors based on both surface pattern and microvessel features. Dig Endosc, 23 Suppl 1：101–105, 2011.

[2] Sumimoto K, et al：Clinical impact and characteristics of the narrow-band imaging magnifying endoscopic classification of colorectal tumors proposed by the Japan NBI Expert Team. Gastrointest Endosc, 85：816–821, 2017.

[3] 田中信治，他：大腸腫瘍拡大内視鏡観察のコツとピットフォール．Gastroenterol Endosc，47：1128–1137，2005.

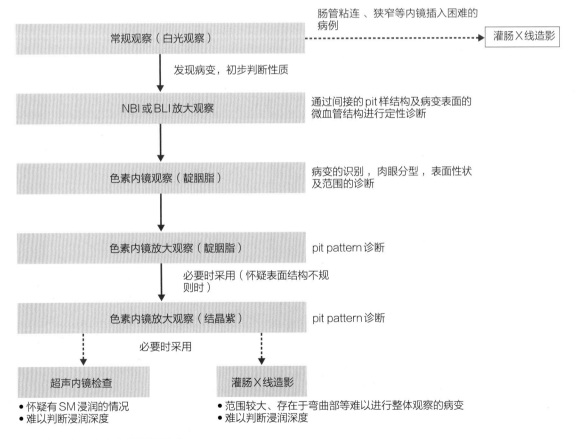

图6 大肠肿瘤性病变的诊断策略

① 观察时的注意事项

鹏田贤次郎，永田信二

1 摄图、精查的准备

　　首先需要选择最适于精查的体位。调整患者体位，使肠液、冲洗用水、靛胭脂染色液等**潴留于病变对侧，使之无法积聚在病变周围**，以得到高质量的图片。但由于肠内病变的观察易受患者体位及空气量多少的影响，因此有时也会优先选择易于观察病变的体位（图1）。

2 病变的冲洗

　　进行病变冲洗通常采用**温水 + 消泡剂 + 链霉蛋白酶**。直接冲洗会有出血的可能，故可利用冲洗周围黏膜回弹的水冲刷病变。**病变处于浸水状态时**，在控制水势的情况下可对病变进行直接冲洗。为排出内镜钳道中残留的水分而用空注射器往里注入空气的操作易造成水花飞溅，导致病变出血，应当避免。

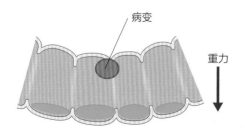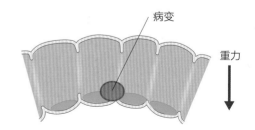

图1　选择易于观察病变的体位

Q1 精查过程中不慎导致出血，能恢复到出血前的状况吗？

A1 秘诀是应用肾上腺素，但原则是尽量避免出血！

首先尝试轻柔地冲洗，看是否能自然止血；若无法止血，可在冲洗水中滴入数滴肾上腺素，有时可达到止血目的。另外，当无论如何也无法立刻止血时，可在冲洗后立刻摄图以确保留下有价值的图片。由于出血时的黏液及渗出液会影响染色效果，因此应尽量避免出血。

3 摄图的诀窍

内镜精查按病变定位→ 常规观察→ NBI 观察→ 靛胭脂喷洒染色→ 结晶紫染色的顺序进行，同时需结合体位变换等手法。

为了后续一对一对比研究各个检查图像，应在各个阶段进行**相同角度、相同距离的摄图操作**。但是在精查过程中，由于冲洗、吸引及放大观察等操作会导致镜身移动，使病变的角度及距离经常发生变化。若不留意，则会使精查开始与结束时拍摄的图片不能很好地对应。以下将介绍同质性摄图的技巧（图 2 ~ 图 5）。

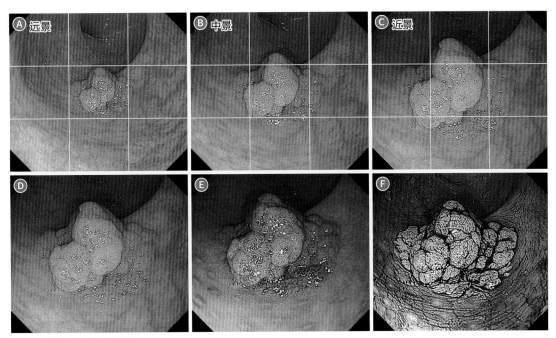

图 2 远景、中景、近景

Ⓐ ~ **Ⓒ**）各种距离感的把握。**Ⓓ** ~ **Ⓕ**）各种检查方法所对应的内镜图像。

1）注意远景、近景、中景的距离感

虽然由于病变的异质性很难有确切的定义，但对于像图2这样的病例来说，远景拍摄时控制的距离应使病变约占肠腔画面的1/3为宜（图2**A**）。近景能最清晰地观察病变，这种距离下，病变约占肠腔画面的2/3（图2**C**）。中景选择的拍摄距离则介于两者之间（图2**B**）。

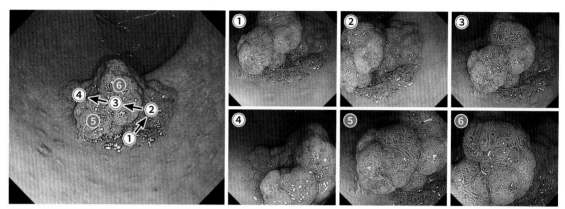

图3 确定部位和顺序后进行拍摄的放大观察操作

首先按照此顺序进行摄图：①→②→③→④→⑤→⑥。接着对感兴趣的隆起部分⑤、⑥进行放大观察。

| 图3的部位① | 部位② | 部位❺ | 部位❻ |

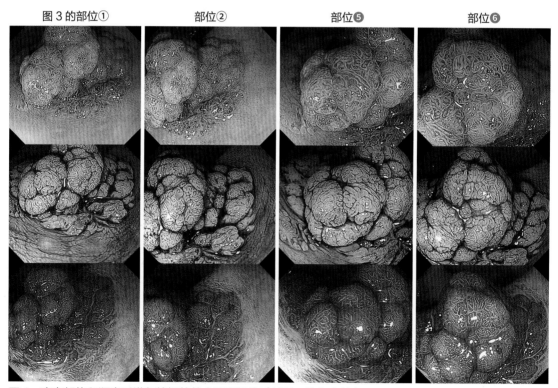

图4 确定部位和顺序后进行拍摄的放大观察操作（NBI，染色内镜）

因为先确定部位和顺序后进行摄图，因此可进行 NBI 图像、靛胭脂染色图像、结晶紫染色图像的一对一比较。

2）制订弱放大观察的摄图规则（图 3，图 4）

随着放大倍率上调，在 NBI、靛胭脂染色、结晶紫染色不同模式下各自所拍摄的图片会非常散乱。为了防止这种情况发生，事先确定**病变的拍摄部位和顺序**（制订规则），并按照同一模式进行摄图相当重要。另外，为了方便后续的回顾，拍摄时可以稍微错位一点儿。

3）明确重点观察区域，逐步放大观察

通过常规观察及弱放大观察确定重点区域，而后在重点区域进行逐步放大观察。如果从一开始就采用高倍放大观察，可能无意间会导致出血，以至于无法完成精查。为了防止病变在高放大倍率 NBI 观察下出现接触性出血，可**先行靛胭脂染色观察**，在靛胭脂水洗后、结晶紫染色之前进行 NBI 放大观察，可最大限度地减少出血的影响。

Q2 将病变置于画面何处比较好？

A2 将病变置于画面的中央或约 6 点钟方向

通常将病变调整到画面的中央或约 6 点钟方向。我们经常会使用一些构图技巧将绘画及照片处理得比较美观，同理，内镜图像如采用日本国旗式构图及九等分构图也会显得稳定美观（图 6）。

使用无创喷洒管（奥林巴斯公司）暴露病变时，需确认喷洒管从活检管道的几点钟方向送出，并将病变置于喷洒管容易压迫的方位（图 7）。

Q3 病变处于切线方向难以观察时怎么办？

A3 选择无创喷洒管或者反转操作观察

首先尝试调整空气量及变换体位，寻找容易观察病变的位置；如果这样仍无法获得正面观，可以采用无创喷洒管等抵住病变周围黏膜，设法将病变正面暴露。上推大角度旋钮（Down）操作（+ 左右角度旋钮操作）与镜身的进退、无创喷洒管的长度调节三者的有效配合非常重要。如果仍无法获得正面观，可尝试反转操作（图 8，图 9）。

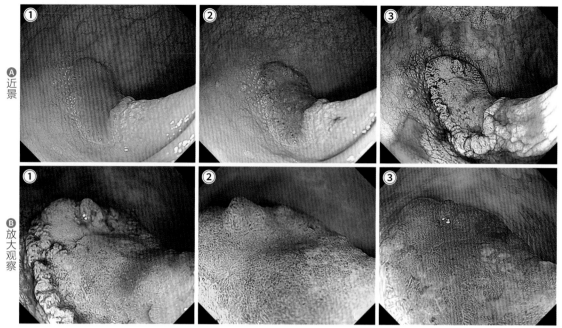

图5 同样距离、角度下拍摄的精查内镜图像（乙状结肠，0-Ⅱa+Ⅱc）

Ⓐ）①常规观察；②NBI观察；③靛胭脂染色观察。Ⓑ）①靛胭脂染色下放大观察；②NBI放大观察；③结晶紫染色下放大观察。

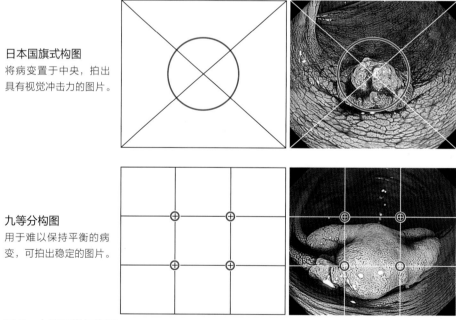

日本国旗式构图
将病变置于中央，拍出具有视觉冲击力的图片。

九等分构图
用于难以保持平衡的病变，可拍出稳定的图片。

图6 内镜图像与构图

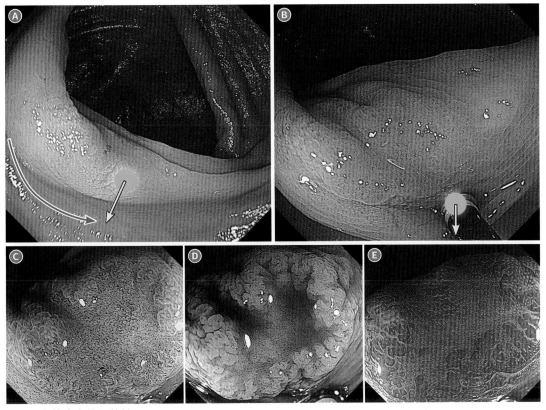

图7 调整病变位置的技巧

Ⓐ）回盲瓣上的 0-Ⅱc 病变，抵住绿圆圈部分，拟朝黄箭头方向处下压，但因病变处的位置导致定向下压困难，故先旋镜身使病变沿逆时针方向旋转。

Ⓑ）将病变置于这个方位，就能将绿圆圈部分朝黄箭头方向处下压了。

Ⓒ ~ Ⓔ）在上述方位调整的基础上才使后续 NBI、靛胭脂染色及结晶紫染色下的细致观察得以实现。

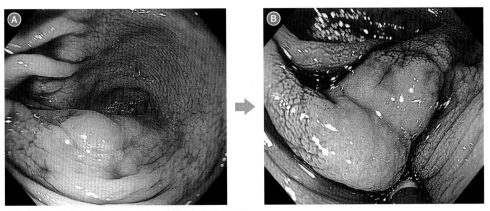

Ⓐ）横结肠皱襞上方的病变，因处于切线方向难以观察。

Ⓑ）利用无创喷洒管获得病变的正面观。

图8 处于切线位病变的观察技巧

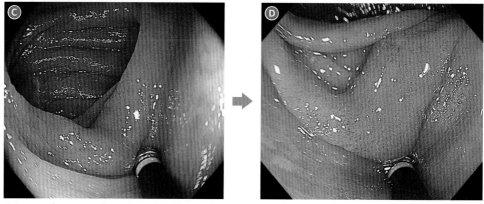

C）单纯下压无创喷洒管，无法使病变正对镜头。

D）上推大角度旋钮（Down）将病变连同前方皱襞往 6 点钟方向下压，得到病变的正面观。

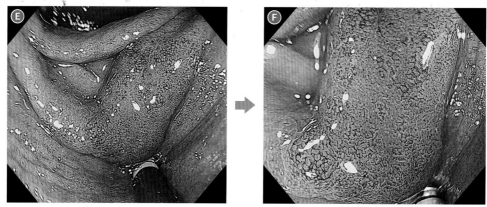

E，F）通过无创喷洒管的进出调整镜头与病变的距离，使之与不同放大倍率下的焦距匹配。

图8（续）

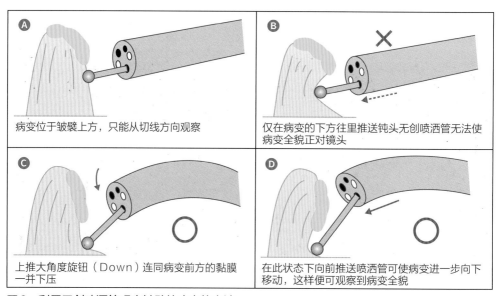

图9　利用无创喷洒管观察皱襞处病变的方法

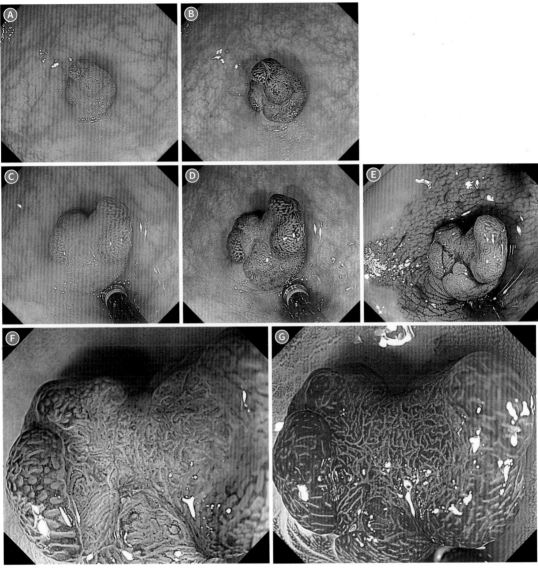

图10　捕捉病变特征的精查内镜

Ⓐ，Ⓑ）直肠 Ra 处隆起型病变，病变隆起处的侧面可见凹陷。

Ⓒ~Ⓔ）利用无创喷洒管获得凹陷的正面观。

Ⓕ，Ⓖ）凹陷处病变的放大观察：为 JNET 分类 Type 2B，可见轻度不规则的 V$_I$ 型 pit，内镜诊断 Tis 癌。

4 内镜精查操作要点

内镜精查的目的不是为了拍出漂亮的图片，而是必须拍摄出便于理解病变特征的有意义的图片。

1）定性、定量的诊断

例如，在拍摄反映空气量变化的图片时，对平坦型病变，摄图要能反映出空气

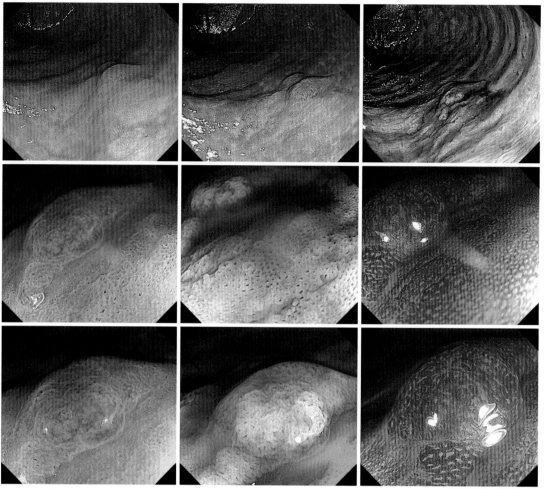

图 11　多个部分构成肿瘤的精查

上图）升结肠 0-Ⅱa 病变。

中图）平坦型病变是具有 open-Ⅱ 型 pit 结构的 SSA/P。

下图）隆起型病变可见管状 pit 结构，内镜诊断 SSA/P 伴细胞异型增生。

变形；对于隆起型病变，摄图要求能对皱襞集中进行评估。另外，如果病变是由多个部分构成的，则要拍出反映各部分各自特征的图片（图 10，图 11）。对于巨大型的 LST 病变，没有必要对病变整体进行高倍放大观察，可选择弱放大进行整体观察，强高倍观察用于病变重点关注区域。但是，对于凹陷型这类Ⅲ$_s$、V$_1$ 型 pit 出现频率较高的病变，尽可能在高放大倍率下观察摄图。有时为了清楚地显示凹陷部位，会在整体靛胭脂后追加对病变区域的靛胭脂染色。

2）针对内镜治疗的诊断

面向治疗的诊断不单单需要定性、定量的诊断，还需要注意与治疗相关的内容。如病变周边有无憩室，是阑尾孔或是回盲瓣、病变与齿状线的位置关系等均需通过图片体现出来。另外，接近病变时内镜操作性是否良好、哪种体位会使病变淹没于水下、能否进行反转操作这些情况最好都予以记录（图 12）。

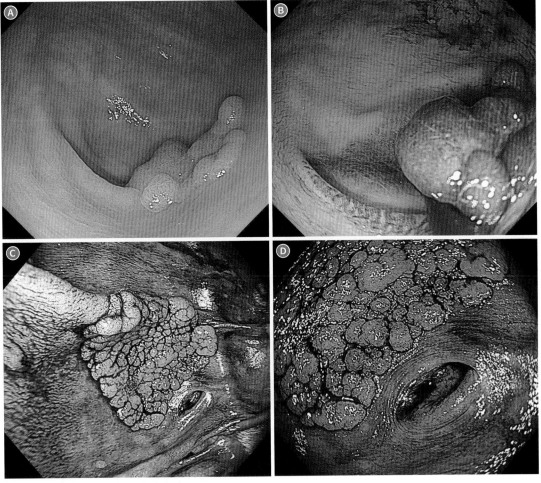

图 12　内镜治疗前必须确定的内容

Ⓐ，Ⓑ）盲肠 0-Ⅱa 病变，事先确认阑尾开孔处并无累及。

Ⓒ，Ⓓ）升结肠 LST-G 型病变（颗粒均一型），因为病变附近有憩室，故内镜治疗时需注意。

Q4 如何在肠管蠕动剧烈时获得高质量图片？

 A4 内镜精查时要求有条不紊，至少也要拍好病变的重点区域

　　有时为了获取高质量的内镜图片，进行充分冲洗或拍摄多张会延长检查时间，导致肠管蠕动，以至于往往都到不了结晶紫染色这一步。内镜精查时最重要的是合理把握时间，有条不紊地留取必要的图片。将丁溴东莨菪碱添加到冲洗用水中可以在一定程度上抑制肠管的蠕动。另外，在肠管蠕动剧烈的情况下，应以与浸润深度判断和治疗方针密切相关的重点区域为中心进行拍摄。

② 识别病变的要点

樫田博史

前言

减少病变漏诊的关键主要包括患者、术者、内镜及设备三方面的因素（表1）。

1 退镜观察减少漏诊的基本原则

1）抑制肠管蠕动

日本以外指南推荐使用丁溴东莨菪碱注射液，笔者认为在患者没有该药物禁忌证的情况下，在内镜插入时使用可以减少肠管蠕动或者痉挛。肌肉注射时剂量可达20mg，但因静脉注射容易诱发心动过速，且有中途加药的可能，故静脉注射剂量一般控制为肌肉注射剂量的 1/4 ~ 1/3（5 ~ 6.7mg），即少量分次给药。另外，日本以外指南指出，镇静下相比未镇静的情况有更高的腺瘤发现率（adenoma detection rate，ADR）。

要点 **adenoma detection rate（ADR）是什么?**

结肠镜医生的 ADR 是指在以检查为目的的结肠镜操作中，被医生检测出 1 个以上腺瘤的受检者的比例，通常作为衡量结肠镜检查质量的标尺。一般 ADR 越高的内镜医生，实施的结肠镜检查质量越高。还有包括非腺瘤性息肉在内的 polyp detection rate（PDR）等其他评价指标。

表1　提高病变识别能力的要点

1. 患者因素	• 肠管清洁度 • 蠕动 • 镇静
2. 术者因素	• 退镜方法 • 退镜时间 • 应对处理各种病变的理论知识及经验
3. 内镜及设备因素	• 内镜清晰度，视角大小 • 图像增强技术 • 辅助设备：内镜前端的附件，AI（人工智能），其他

2）去除残渣

彻底清除、吸引肠腔内的残渣、残液很有必要，在这方面切忌"偷工减料"。此时，具备**注水功能**的内镜的优势就得以凸显。如果使用的是无注水功能的结肠镜，可以在活检孔处安装金属附件，连接水泵。冲洗用水可以选择自来水，但为了去除黏液及气泡，推荐加入少量的二甲硅油。另外，EUS 时使用不含二甲硅油的蒸馏水，ESD 时使用含有二甲硅油的生理盐水，冷水较容易激惹肠管蠕动或者痉挛，建议使用与正常体温接近的水进行冲洗。

3）送气、吸气

①内镜到达盲肠后，大肠处于短缩状态，此时如果不适当注气，很容易漏诊皱襞与皱襞间的病变。

②注气过度会使结肠袋膨胀，半月形的皱襞扩张后反而很难观察皱襞内侧的病变。

③虽然日本有句谚语称"竹林难觅静老虎"，但老虎行动的瞬间却容易被关注到。同理，息肉虽然不会动，但是肠管会随着反复注气、吸引操作改变形态，使切线方向不易观察的息肉得以正面暴露，或使皱襞内的病变在某一瞬间得以观察。另外，肠壁运动的瞬间一些微小红斑样病变也可观察到。由于病变存在使得局部肠壁形变、皱襞的收缩与周围相比稍显不自然，这时稍加注意就能发现病变。搜寻病变不能一味强调注气，而应**动态地进行吸气及注气操作**。

④除去残渣时使用吸引，随之而来的后续观察则需要送气，最终结果就是送气、吸气的动态操作。

4）内镜操作

使内镜头端呈螺旋式运动退镜可减少对皱襞内侧病变的遗漏。同时需借助内镜头端推压皱襞进行观察。

5）盲区及体位变换

①大肠由于解剖学构造的原因，存在一些难以观察的区域，包括回盲瓣的内侧、**升结肠等皱襞内侧**、肝曲及脾曲的**弯曲部（尤其内侧）、直肠下段～肛门**，认识到这些盲区，并在观察时加以留意非常重要。

②体位变换有时会使盲区的观察变得容易。内镜插入时发现的病变却在退镜时无法观察到时，可尝试回到最初插镜时的体位。本次检查中未能发现外院已确认的病变时，可尝试变换各种体位直到发现病变。

6）内镜退镜时间

退镜在一定程度上得花时间慢慢进行。有权威文献报道退镜时间少于 6min 与长于 6min 的 ADR 存在明显的统计学差异。近年来，日本以外指南也推荐**内镜退镜观察时间不少于 6min**。如遵守上述要点进行退镜，观察时间一定会超过 6min。但是，

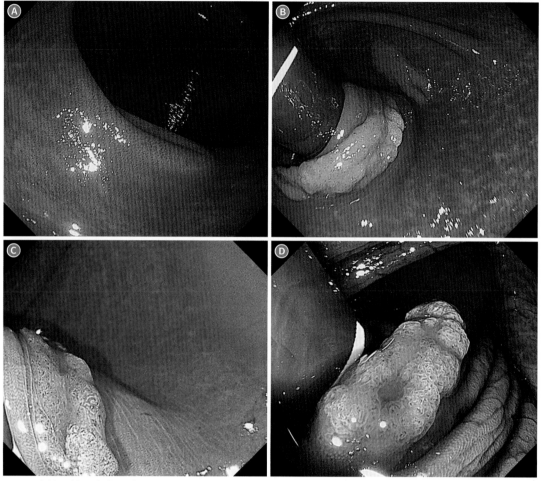

图1　内镜反转观察发现病变

Ⓐ）常规内镜下的升结肠（初次观察并未见到回盲部有病变）。

Ⓑ）同一个部位的黏膜皱襞的内镜反转观察。可见结肠黑变病背景的褐色黏膜褪色的平坦型病变。

Ⓒ）同一个病变的 NBI 弱放大观察。

Ⓓ）同一个病变的靛胭脂染色观察。

　　单纯拘泥于退镜时间也不可取，切忌为了延长观察时间而漫无目的地观察。

Q1　内镜反转操作有用吗？

A1 在升结肠、直肠下段尤其有用

　　升结肠存在连续性的深大皱襞，黏膜皱襞内侧的病变极易漏诊。故日本以外文献多推荐升结肠处进行内镜反转观察（图 1）。内镜反转操作对直肠下段病变的观察也非常有效，充分送气后，旋转镜身进行环周观察（图 2ⒶⒷ，图 3ⒶⒷ）但是，肛管部经常在反转观察时被镜身遮挡，故此区域的正镜观察也很重要。这种情况下，过度注气反而会使盲区扩大（图 3Ⓒ），故需吸气使黏膜靠向镜头进行观察（图 2Ⓒ，图 3Ⓓ），由于肛管部黏膜与镜头距离很近，使用 near focus 模式及弱放大功能就能很容易地进行观察。

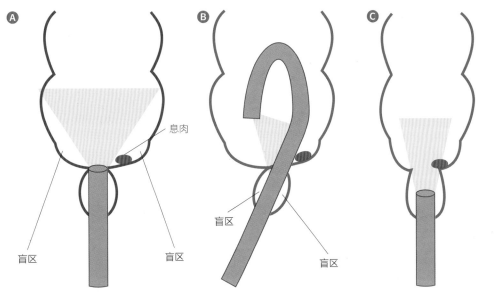

图2　直肠下段及肛管的盲区

Ⓐ）正镜下过度注气，直肠下段成为观察盲区。

Ⓑ）虽然反转操作易于观察直肠下段，但肛管由于镜身遮挡成为观察盲区。

Ⓒ）正镜下吸气并退镜，可易于观察直肠下段至肛管段。

 Q2　内镜前端的附件（透明帽等）有用吗?

A2 很多研究报道指出，内镜前端的附件可以显著提高 ADR，但由此造成进镜困难的情况也有报道

　　近来以检出皱襞内侧病变为目的内镜前端的附件（透明帽等）在临床上广泛应用。大量研究指出，前端附件的安装可提高 ADR，但也有文章报道附件的安装与 ADR 的提高无统计学差异，残渣较多时还可能会黏附前端附件而干扰视野。尽管大多数报道认为附件的使用会使进镜变得容易，但对于瘦长体形及有肠管粘连的患者，有时也会使肠道弯曲部的进镜变得困难。虽然前端附件可以用于大肠的任意部分，但对肛门这种管腔狭窄、黏膜面贴近镜头难以观察的区域，使用前端附件可使镜头与黏膜保持适当距离，有助于发现肛管部的病变（图4）。

　　目前也设计出安装于镜头前方（有别于传统前端附件）能够拨开皱襞的装置，例如 ENDOCUFF™（Arc Medical Design 公司）、ENDOCUFF VISION™（奥林巴斯公司）（图 5）、EndoRings™（US Endoscopy 公 司）、Endo- wing™（Shanxian Minimal Invasive 公司）。迄今为止，有些附件在日本国内暂时还未上市。尽管许多研究指出内镜前端的附件可以提高 ADR，但附件的应用也有造成炎症性肠病的肠黏膜出血、增加肠管粘连病例弯曲部进镜难度的可能。

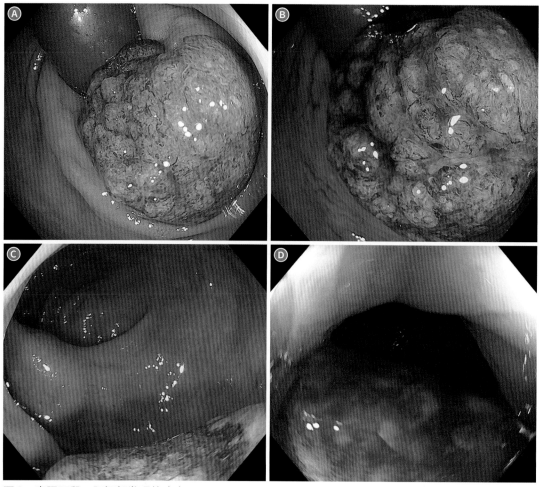

图3　直肠下段～肛门部发现的病变

Ⓐ）内镜反转的常规观察。Ⓑ）靛胭脂染色的弱放大观察。Ⓒ）正镜观察，注气状态下只能观察到病变的一部分。Ⓓ）同上，吸气后病变映入视野。

Q3 还有哪些正在研发的内镜及设备？

 A3 超广角视野的内镜

近来的内镜相比以前的内镜具有更广阔的视野，目前已研发出一种侧面也配备有镜头的超广角内镜。例如，全视野结肠镜（Full spectrum endoscopy，Fuse®）及奥林巴斯公司正在研发的内镜等。另外，还有在日本以外上市的内镜 Third Eye®，它能像潜水艇的望远镜一样，可经活检孔道送入并进行反转，对结肠皱襞内侧进行观察。

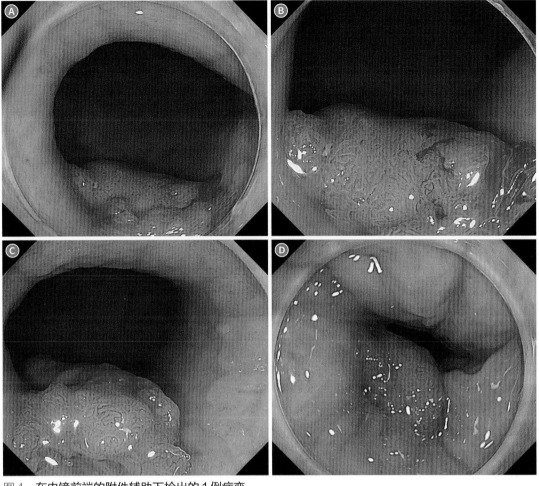

图4 在内镜前端的附件辅助下检出的 1 例病变

Ⓐ）透明帽辅助的常规观察。直肠下段~肛管段发现病变。Ⓑ）同一处病变的放大观察。Ⓒ）病变已经跨越齿状线。Ⓓ）病变的肛侧边缘。

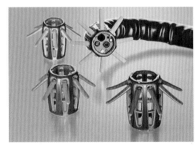

图5 提高 ADR 的各种设备

ENDOCUFF VISION™（图片源自奥林巴斯公司）。

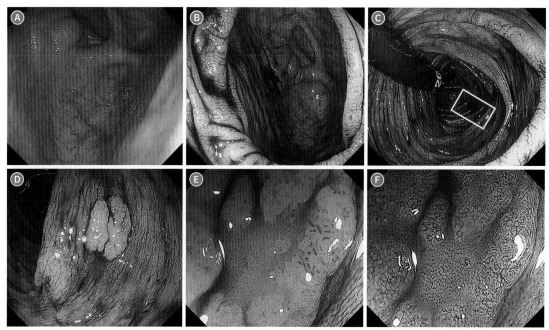

图6 色素喷洒及内镜反转观察检出1处病变

Ⓐ）升结肠的常规观察。Ⓑ）靛胭脂染色观察。Ⓒ）同一处病变的反转观察。Ⓓ）□附近处放大观察见1处平坦型病变。Ⓔ）靛胭脂染色后的高倍放大观察。Ⓕ）NBI的高倍放大观察。

Q4 图像增强技术对病变识别有帮助吗？

A4 近期的研究报道显示图像增强观察技术可以提高ADR

迄今为止，尽管有许多报道指出应用NBI也不能提高ADR，但是使用最新型号的主机能提高ADR的报道也屡见不鲜。同时期待LCI与BLI也具有同样的效果。虽然通常不会以检出病变为目的进行色素喷洒，但日本以外有指南推荐将全结肠染色观察应用于溃疡性结肠炎（UC）相关肿瘤的检出。笔者认为如果大肠存在病变却无论如何也无法发现，即使应用NBI也无济于事的情况时，对于怀疑有息肉存在的部位可以尝试进行靛胭脂喷洒观察（图6）。

2 识别病变的要点及容易漏诊的病变

识别病变的要点包括：①轻微色调改变：发红或者褪色；②轻微肠壁的形变；③毛细血管网的中断；④（靛胭脂染色下）大肠无名沟的中断；⑤白斑的存在。这些表现往往是检出病变的线索。

常规内镜观察下怀疑有病变存在时，在水洗后切换为NBI模式，或喷洒靛胭脂观察，继而确定病变存在。这些图像增强技术对于判断病变范围及形态非常有用。

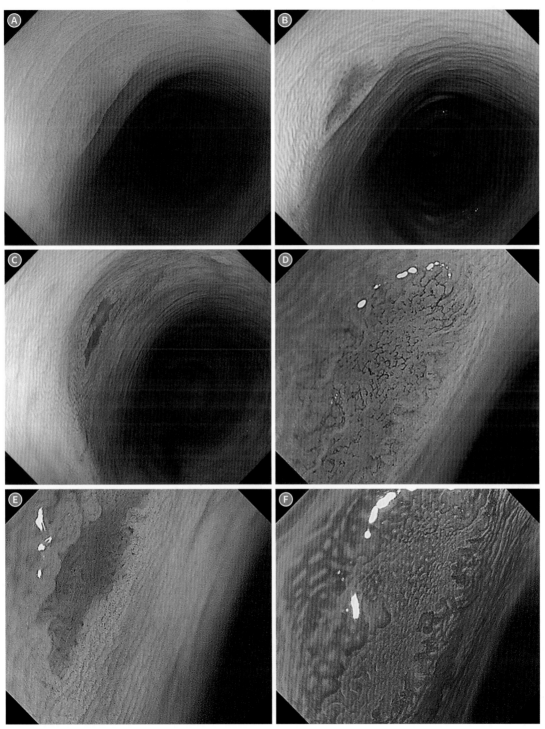

图7 1例凹陷型病变（0-Ⅱc）

Ⓐ）常规观察：可见横结肠处轻微发红。

Ⓑ）NBI 非放大观察：图 Ⓐ 中的发红区呈现为明显的 brownish area（棕褐色区域）。

Ⓒ）靛胭脂染色观察：病变所在处无名沟中断，另外根据色素的潴留可以辨认其为凹陷型病变。

Ⓓ）NBI 放大观察：JNET 分类 Type 2A。

Ⓔ）靛胭脂染色弱放大观察：似乎呈Ⅲ$_S$型 pit pattern，但不清晰。

Ⓕ）结晶紫染色放大观察：凹陷内为Ⅲ$_S$型 pit pattern，边缘呈Ⅰ型 pit pattern。

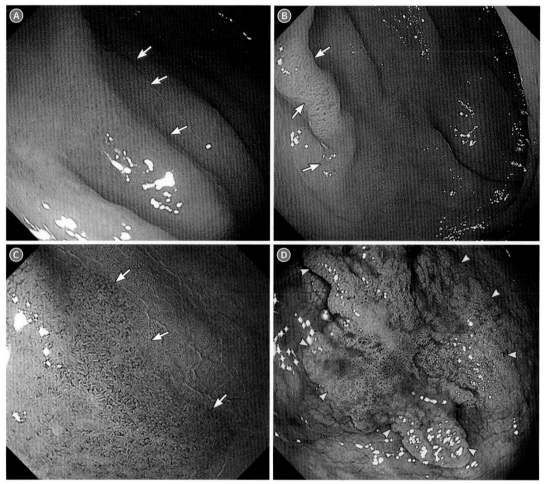

图 8　LST 病变 1 例

Ⓐ）常规观察：⇨处可见与周边存在轻微高度差。
Ⓑ）常规观察：⇨处的皱襞肥厚。
Ⓒ）NBI 观察：⇨处可见 brownish area（棕褐色区域）的边界。
Ⓓ）靛胭脂染色观察：▷处与周边存在高度差。

　　一旦确定病变，进一步联用放大观察进行 vessel pattern、surface pattern 及 pit pattern 的诊断。容易漏诊的病变主要有：①凹陷型病变（0-Ⅱc）；②LST；③SSA/P；④溃疡性结肠炎相关肿瘤等。人们很难注意到不熟悉的事物，即所谓"视而不见"。识别各种各样病变需要内镜医生具有扎实的理论知识及丰富的经验。

1）不遗漏凹陷型病变的技巧

　　基本技巧如前所述，下面通过病例进行阐述（图 7，图 8）。

2）不遗漏 SSA/P 的技巧

　　虽然 SSA/P 的内镜诊断标准仍未完全确立，但文献中列出了以下关键点：

① proximal：位于结肠近端；② size>10mm：长径 >10mm；③ irregular shape：形态不规则；④ indistinctive border：边界不清晰；⑤ cloud-like surface：积云样外观；⑥ mucus cap：黏液帽附着；⑦ rim of debris：边缘模糊；⑧ dilated vessels：扩张的血管；⑨ dilated crypts（pits）：扩张的腺管等。这些不仅对于精细诊断，而且对于判断病变的存在也非常有用，可参考实例（图 9 ~ 图 11）。

3）不遗漏 UC 相关性大肠癌的技巧

目前尚未确立明确的诊断标准。与周边的黏膜相比，**轻微色调的差异（发红或褪色）、轻微高度差异（隆起或凹陷）以及表面构造差异（凹凸不整、粗糙、绒毛状等）**是识别病变的线索。日本以外指南推荐采用全结肠染色观察以提高 UC 相关性大肠癌的检出率，而日本只在怀疑有病变的区域（target）进行靶向染色内镜观察。因此笔者也寄望于 NBI 及 LCI 在此方面的有用性。实例参照图 12。

参考文献

[1] 樫田博史：受動彎曲機能は大腸内視鏡のすべてに必要か．消化器内視鏡，28：604-605，2016.

[2] Kudo SE & Kashida H：Flat and depressed lesions of the colorectum. Clin Gastroenterol Hepatol, 3：S33-S36, 2005.

[3] Kashida H & Kudo SE：Early colorectal cancer：concept, diagnosis, and management. Int J Clin Oncol, 11：1-8, 2006.

[4] Kashida H：Endoscopic diagnosis of sessile serrated polyp：A systematic review. Dig Endosc, 31：16-23, 2019.

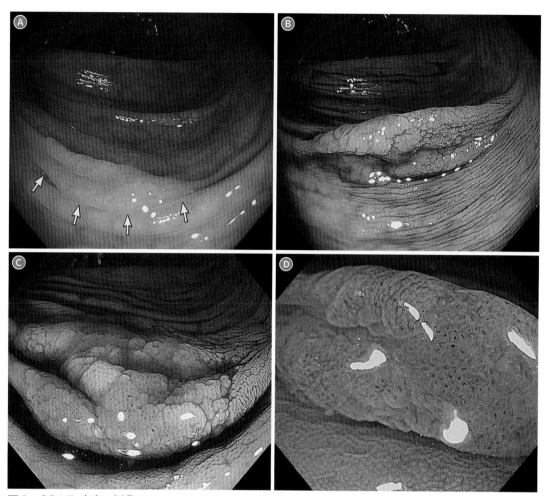

图9　SSA/P病变1例①

Ⓐ）常规观察：可见横结肠1处呈褪色的肥厚皱襞（➡）。

Ⓑ）靛胭脂染色观察：可见1处横跨皱襞的平坦型病变。

Ⓒ）同上图：病灶长径约25mm，似乎可见扩张的pit。

Ⓓ）NBI放大观察：扩张的pit结构清晰可见。

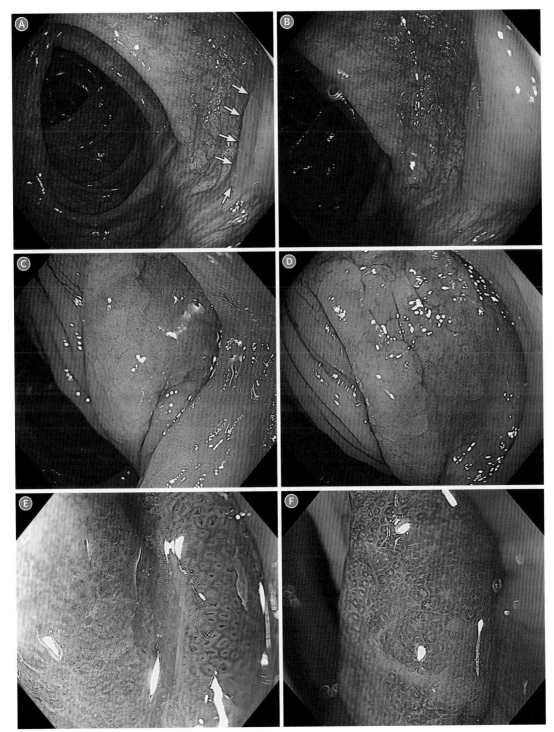

图10　SSA/P病变1例②

Ⓐ）常规观察：可见升结肠右侧壁（图片右侧）1处褪色区域（⇦）。

Ⓑ）上图近距离观察：中断的毛细血管网清晰可见。

Ⓒ）靛胭脂染色观察。

Ⓓ）同上图：用钳子拨开皱襞，可见始于皱襞里侧长径约20mm的病变。

Ⓔ）NBI放大观察：可见部分扩张的pit结构。

Ⓕ）结晶紫染色放大观察：可见扩张及锯齿状的pit结构。

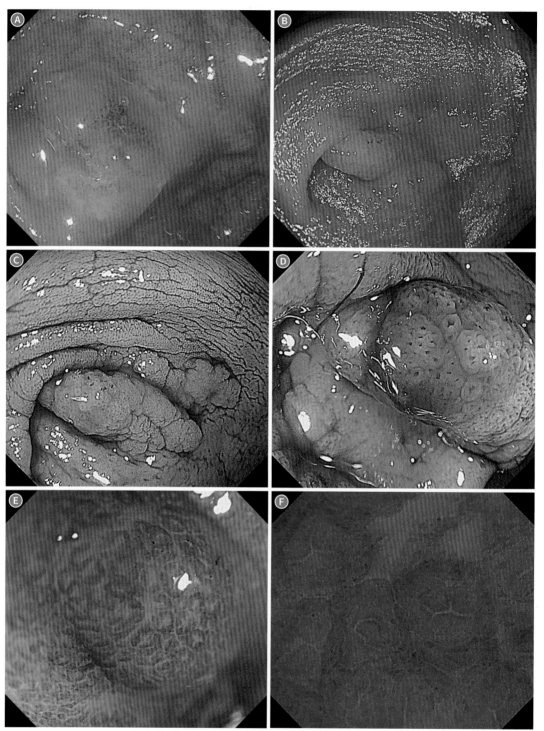

图 11　SSA/P 病变 1 例③

Ⓐ）常规观察：可见盲肠底部附着黄色黏液。

Ⓑ）同上图：用水冲净该区域后，近阑尾开口处似乎可见平坦型病变。

Ⓒ）靛胭脂染色观察：可见病变不规则的边界。

Ⓓ）靛胭脂染色放大观察：可见明显扩张的 pit 结构。

Ⓔ）结晶紫染色放大观察：可见扩张及锯齿状 pit 结构。

Ⓕ）超放大细胞内镜观察：扩张及锯齿状 pit 结构清晰可见。

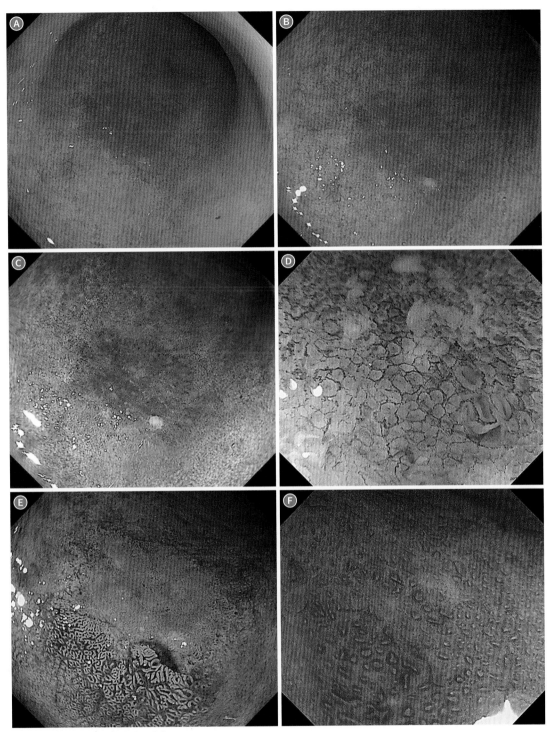

图 12　UC 相关性大肠癌 1 例

Ⓐ，Ⓑ）常规观察：直肠可见淡红色区域。

Ⓒ）NBI 观察：可见明显的 brownish area。

Ⓓ）同一区域 NBI 放大观察：可见轻度不规则的 vessel pattern（微血管结构）及 surface pattern（表面结构）。

Ⓔ）靛胭脂染色弱放大观察：可见病变口侧 1/2 处存在轻微的扁平隆起。

Ⓕ）病变中央的结晶紫染色放大观察：可见小型的 pit 结构，但大小不等，分布稀疏。

③ 突破困局！（观察篇）

井出大资，斋藤彰一

前言

日本的大肠癌发病率逐年增加。按照恶性肿瘤发病部位分类的话，大肠癌的发病率排第一位，死亡率排第二位。因此，作为肠癌筛查手段的结肠镜检查至关重要。

虽然结肠胶囊内镜及结肠 CT 检查已经普及，但是结肠镜仍然具有同时进行病灶识别、肿瘤 / 非肿瘤的鉴别及内镜下治疗这一优势。2014 年在日本举行的 Japan Polyp Study（日本息肉研究）明确了洁净的肠道准备及定期随访在结肠镜检查中的重要性。

另外，随着内镜设备的进步及内镜医生技术水平的提升，大肠息肉及大肠癌的检出率也大幅度提高。尽管如此，仍有报道指出约 25% 的腺瘤被漏诊。

本章节将对大肠病变筛查过程中减少漏诊的观察方法及白光（包括色素内镜）非放大观察下诊断的关键点进行解说。

1 内镜的选择

笔者所在医院使用奥林巴斯公司 EVIS LUCELA ELITE 系列的搭载高清 CCD 的 CF-HQ290ZI、PCF-H290ZI 以及具有超放大功能的 CF-H290ECI，统一设置结构强调模式为 A5，色彩强调模式为 0。

另外，对有必要在直肠、乙状结肠远端进行反转观察的病例，切忌盲目暴力操作，必要时可更换 GIF-H290Z 胃镜进行观察。这种胃镜反转操作简便，且较易获取病变的整体观。

ESD 前的放大精查也尽量选择接近 ESD 操作时的细径内镜，这样对确认路径及制订 ESD 的治疗策略很有帮助。因此笔者所在医院对结肠病变主要使用 PCF 内镜、对直肠病变使用胃镜进行 ESD 前的放大内镜检查。

2 基本的观察方法

1）冲洗方法

对于结肠镜检查，良好的前处置（气泡、粪水、黏液的去除）能提供一个理想的观察环境。但实际操作时常有或多或少的残渣或粪水残留，因此，实际观察多数仅要求局部清洗干净。

内镜观察过程中，往冲洗液中加入少量的消泡剂可防止气泡产生，附着有难以除去的黏液时可使用60℃左右的温水。蛋白分解酶制剂（链霉蛋白酶）也可除去附着的黏液。笔者所在医院使用ウォータープリーズ®注水装置（FORTE GROW MEDICAL公司）及内镜注水泵OFP-2（奥林巴斯公司）进行冲洗（图1）。检查过程中也需注意一边冲洗黏液气泡一边观察。预先将消泡剂加到患者服用的清肠药中也是不错的选择。

2）肠道蠕动的处理策略

靛胭脂及结晶紫染色等可能会刺激肠黏膜造成肠管蠕动亢进，因此可适时静脉给予抗胆碱药。但有时可利用肠道蠕动观察黏膜皱襞内侧的病变，因此要视具体病例决定是否对肠道蠕动进行干预。

3）观察时间

在结肠镜检查的质量评价中，腺瘤发现率（ADR）是最重要的评估指标。ADR被证实与大肠癌死亡率有明显的相关性，故作为结肠镜检查质量评估指标而被广泛应用。现有的研究报道显示，平均观察时间不足6min的内镜医生与平均观察时间超过6min的内镜医生相比，ADR具有明显的差异性，其中内镜观察时间超过6min的ADR更高。

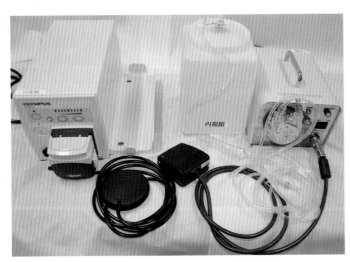

图1 **ウォータープリーズ®注水装置**（FORTE GROW MEDICAL公司，右），内镜注水泵OFP-2（奥林巴斯公司，左）

综上所述，结肠镜观察要求最少达到 6min，笔者所在医院通常要求观察的时间为 6～15min。

4）观察要点

观察要点如下：①血管网的状态（消失、断裂、增加等）；②色调的变化（发红、褪色等）；③皱襞的变化（牵拉、肥厚、断裂等）。注意以上要点并逐一仔细翻查每个皱襞。当内镜不慎滑出时，再次插镜至同一位置，借助无创喷洒管（可简称为 NT-Tube）及活检钳等对皱襞内侧进行详细观察非常重要。尤其是在弯曲部，一边吸引一边下压大角度旋钮（Up）并调节小角度旋钮，有时会发现意想不到的病变。

3 减少大肠各部位病变漏诊的策略

大肠的形态结构决定了内镜观察过程中存在诸多盲区，观察时头脑中需要有此概念。主要盲区包括回盲瓣的内侧、弯曲部位（肝曲、横结肠中部、脾曲、SD 交界、直乙交界）的内侧、皱襞内侧、肛管等部位，一定要对这些区域进行仔细观察。

1）盲肠

盲肠往往被认为是难以漏诊的区域，实际上由于回盲瓣的形态结构导致回盲瓣下唇的内侧及阑尾孔附近容易成为观察的盲区。因此，内镜的前端力求插入至可见到阑尾开口处为止，并进行仔细观察。另外，盲肠是 LST-G 好发部位，为了避免漏诊，笔者单位通常在到达盲肠拍一张图片后，切换到 NBI 从相同角度再拍一张。

2）升结肠

升结肠有非常深大的半月形皱襞，皱襞内侧存在较多盲区。位于深大皱襞间横向生长低平的病变及小型病变非常容易漏诊。特别是曾有来自皱襞凹陷处的病变在短时间内迅速发展为进展期癌的报道，故有必要进行详细观察（图 2）。另外，升结肠也是 SSA/P 的好发部位，某些伴有异型增生的病变可在数年内浸润至固有肌层深层（图 3）。

因此应充分注气使肠管伸展，仔细环顾每一皱襞，对于那些收缩明显且深大的皱襞采用活检钳及无创喷洒管下压皱襞来进行观察。仅靠正镜观察无法明确判断时可以尝试在升结肠进行反转观察，具体操作方法：①打满 Up 角度旋钮及左右旋钮；②向视野朝 0 点钟方向处送镜；③向左或向右旋转镜身。整个过程中需要充分注气伸展管腔，以利于反转操作。若使用前述所提到的胃镜进行反转操作，则更加容易。另外，在反转操作时，若患者感到疼痛或内镜有抵抗感，则应避免进一步的盲目操作。

笔者对 144 例进行了反转观察的病例进行分析，结果发现有 4 例是反转操作时新发现的长径 5mm 以上的息肉，诊断率提高了 2.7%（图 4）。反转操作可充分观察

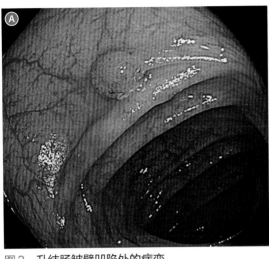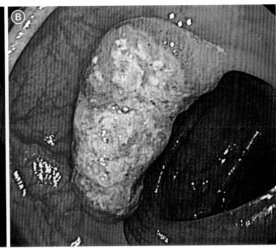

图2　升结肠皱襞凹陷处的病变

Ⓐ）常规观察。Ⓑ）10 个月后的内镜复查（常规观察）。

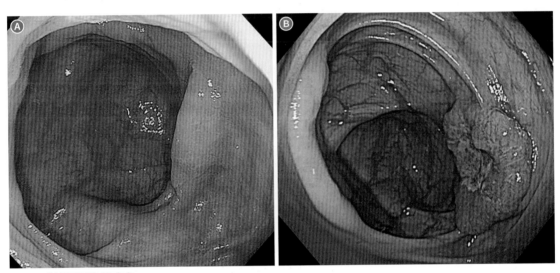

图3　升结肠锯齿状病变

Ⓐ）常规观察。Ⓑ）3 年 3 个月后的内镜复查（常规观察）。

退镜过程中较难观察的弯曲部，故条件允许时推荐进行此操作。

3）弯曲部（肝曲、横结肠中部、脾曲、SD 交界、直乙交界）

　　肝曲能够通过升结肠处的反转操作进行观察。另外，对直乙交界病变在正镜下无法充分观察时，可换用在乙状结肠远端容易进行反转的胃镜，然后保持反转状态一直观察至直肠下段，实现对整段直肠的反转观察。另一方面，SD 交界、脾曲、横结肠中部的反转操作较为困难，虽然有过更换胃镜进行反转操作的情况，但对于普通筛查而言，更换内镜二次插入不太现实。对于这些部位可尝试适度推镜，使之朝着成襻的趋势发生形变，造成肠管伸展而利于观察。

变换体位巧妙地利用重力也非常实用。有时肝曲处会残留粪水而难以观察，可适当由仰卧位转成左侧卧位进行观察。仰卧位时脾曲及降结肠容易粪水潴留，即使注气肠腔也无法充分伸展，这时换成右侧卧位可使得空气在脾曲积聚，从而使这些部位易于观察。

4）肛管

内镜从肛门退出时，对于肛管处的观察需缓慢且仔细。怀疑有病变时应再次进镜，边注气边仔细退镜观察。但对于跨越 Herrmann 线延伸至齿状线的病变及肛门上皮的详细观察，必须借助内镜前端的附件。

4 染色内镜观察

正常的大肠黏膜经过靛胭脂染色后可观察到无名沟（第 1 章①图 3）。如果**无名沟消失**，则提示有病变存在的可能。另外，靛胭脂潴留于肿瘤腺管开口的低洼处，可勾勒出明确的病变范围，病变的凹陷部分也清晰可见。另外，靛胭脂喷洒染色后进行放大观察，通过观察病变腺管开口的形状可对病变性质做出诊断。

近年的 Meta 分析研究结果显示，全结肠靛胭脂染色观察（pan-chromoendoscopy）相比于常规观察可显著提高 ADR。欧美有些机构推荐口服 Methylene Blue MMX® 染色剂进行结肠镜检查。但是，多数研究表明全结肠染色观察比较费时，当前条件下对所有患者进行全结肠染色观察无论从花费、时间还是操作的繁琐性方面都面临着严峻的现实问题。另外，靛胭脂染色内镜观察不仅可发现病变，对其性质判断也有很大帮助。笔者认为其**在筛查性结肠镜检查中必不可少**。

一旦发现病变，应从病变全貌慢慢靠近观察，随后喷洒靛胭脂按同样的方法观察。特别是对浸润深度的判断，需调整空气量观察空气变形反应等征象。

Q1 镜头模糊有何对策？

A1 首先使用**ウォータープリーズ**®注水装置进行冲洗

镜头模糊主要因为肠管内的粪渣及 ESD 等操作过程中黏膜下层脂肪的影响。首先尝试将内镜前端贴住黏膜面，用**ウォータープリーズ**®注水装置冲洗镜头表面的污渍。另外，ESD 操作过程中脂肪造成的镜头模糊难以用水冲洗，可尝试将黑乌龙茶添加到送水瓶中进行冲洗。笔者所在医院的经验是将**クリアッシュ**®（一种镜头清洗剂）用 60℃ 左右的热水稀释 1000 倍，同时加入少量消泡剂，经活检孔道注入，使其在与透明帽贴合的黏膜表面稍作潴留，然后利用内镜注水装置一口气冲洗干净。

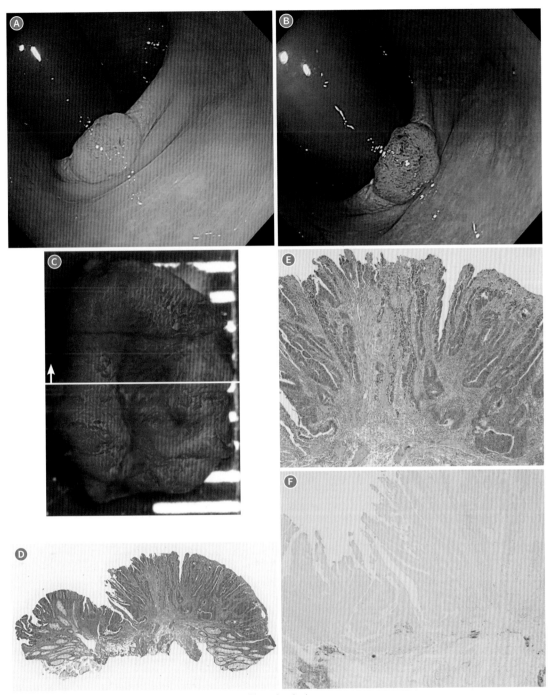

图4 内镜反转操作发现升结肠长径约10mm的0-Is息肉

A）常规观察。

B）NBI观察。

C）实体显微镜所见：将白线处按箭头方向切片。病理组织图像（**D** ~ **F**）。

D）光学显微镜观察。

E）HE染色高倍观察：肿瘤隆起处以高分化腺癌为主，隆起的中央处可见明显结构异型的中分化腺癌。

F）Desmin免疫组化染色：Desmin染色提示未见明确的SM浸润，从而判断为浸润至黏膜肌层以内的Tis癌。

Q2 病变大小的测量有何技巧？

A2 以闭合的活检钳的外径（2.5mm）为参照

闭合的活检钳的外径约 2.5mm，内镜检查时以此作为参照。另外，如果有经验丰富的医生带教，每当遇到息肉时，最好都确认下自己对息肉大小的判断是否与带教者一致。

病变大小的准确测量需要借助于带有测量刻度的钳子。另外，类癌等 SMT 病变的大小在超声内镜下测量更加准确。

Q3 无论如何也无法进行反转操作，有什么好办法吗？

A3 尝试打满左右角度旋钮

本文已经提到若患者感到剧烈疼痛或进镜有明显抵抗感时往往可能导致穿孔，此时必须停止反转操作。但是，令人意想不到的是许多内镜医生仅仅凭借右手旋镜与 UP 旋钮进行反转操作。而将左右角度旋钮也打满以使反转操作成功的例子也不少，因此可以尝试。

最新的内镜由于具有被动弯曲功能，虽然内镜插入性能提高，但是却让人感到难以进行反转操作。观察直肠及远端乙状结肠，推荐采用胃镜反转操作。由于不具有被动弯曲性能且镜身较细，容易进行反转操作，因此不得不在远端结肠进行反转观察时，可使用胃镜或不具有被动弯曲性能的细径内镜（奥林巴斯公司 260 系列的 PCF 等）。

小结

本章论述了结肠镜检查中常规观察的基本手法和色素内镜观察。常规观察需要仔细清洗并花时间观察，在充分认识肠道盲区的基础上集中注意力进行观察。需要清醒地认识到结肠镜检查并非一种 100% 发现病变的检查技术，时刻提醒自己有无漏诊病变，始终保持谦虚的姿态对待检查过程。

另外，染色内镜观察是一种简单且安全的方法，也是结肠镜医生必须掌握的一项技巧。

参考文献

[1] Matsuda T, et al：Randomized comparison of surveillance intervals after colonoscopic removal of adenomatous polyps：Results from the Japan Polyp Study. Gastroenterology, 146（Suppl）：S161–S162, 2014.

[2] Rex DK, et al：Colonoscopic miss rates of adenomas determined by back–to–back colonoscopies. Gastroenterology, 112：24–28, 1997.

[3] Corley DA, et al：Adenoma detection rate and risk of colorectal cancer and death. N Engl J Med, 370：2541, 2014.

[4] Barclay RL, et al：Colonoscopic withdrawal times and adenoma detection during screening colonoscopy. N Engl J Med, 355：2533–2541, 2006.

[5] Brown SR, et al：Chromoscopy versus conventional endoscopy for the detection of polyps in the colon and rectum. Cochrane Database Syst Rev, 4：CD006439, 2016.

4 突破困局！（诊断篇）

久部高司

前言

对于内镜下发现的病变，首先进行肿瘤与非肿瘤的判别；对于肿瘤性病变，再进行癌与非癌的鉴别以及浸润深度的诊断。

常规观察对病变性质的诊断不仅包括病变的色调、形态等表面性状的评估，也包括深度诊断所需的**病变整体观及病变周围性状**的评估。接着，对于需要精查的病变进行放大观察及超声内镜观察，在确信度较高的内镜所见基础上综合分析，得出最终诊断。

本章节主要对常规内镜观察中需要引起注意的病变的表面性状、整体观及周边性状进行概述。

1 表面性状

由于非肿瘤性病变中常见的增生性息肉多表现为**白色～褐色色调、表面光滑的无蒂隆起/浅表隆起**，故与发红色调的肿瘤性病变较易鉴别。但是，错构瘤［幼年性息肉（juvenile polyp）、Peutz-Jeghers 息肉（Peutz-Jeghers polyp）、错构瘤性息肉（hamartomatous inverted polyp）］及炎症性肌腺瘤（inflammatory myoglandular polyp）、炎性息肉（inflammatory polyp）、直肠黏膜脱垂综合征（mucosal prolapse syndrome）等疾病也呈现**发红乃至明显发红的色调**，仅凭色调有时与肿瘤难以鉴别（图1）。错构瘤等非肿瘤性病变与肿瘤性病变相比，**窝间部较宽，且腺管开口排列稀疏**，这些特征在普通观察下也能辨认。

腺瘤因组织学类型的不同在内镜下具有各自特征性的表现。管状腺瘤表面呈现微小颗粒状，可见浅沟状凹陷，随着肿瘤增大逐渐呈现分叶状。绒毛状腺瘤通常呈现广基的绒毛状、乳头状结构。锯齿状病变中的传统型锯齿状腺瘤（traditional serrated adenoma，TSA）多具有带蒂的松果状/珊瑚状的外观，病变平坦时可见二段隆起。

另外，从腺瘤到癌的过程中组织异型性变大，病变表面变得**不规则**，大量肿瘤新生血管导致血管密度增加，血管径增粗且变得不规则。这些表现即为观察到的表面性状，凹陷、二段隆起较高的部分、色调不一的明显发红、表面凹凸不规则等所

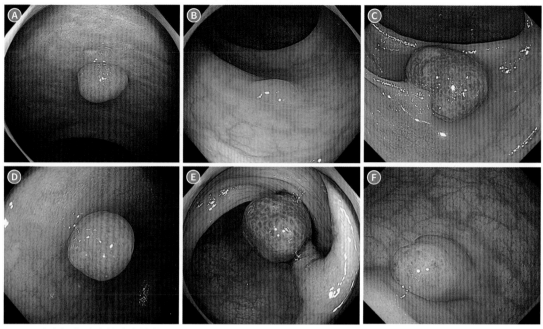

图1　肿瘤与非肿瘤性病变的色调

Ⓐ）腺瘤：发红色调。Ⓑ）增生性息肉：褪色色调。Ⓒ）幼年性息肉：明显发红的色调。Ⓓ）炎症性肌腺瘤：发红色调。
Ⓔ）Peutz-Jeghers 息肉：明显发红的色调。Ⓕ）炎性息肉：轻度发红的色调。

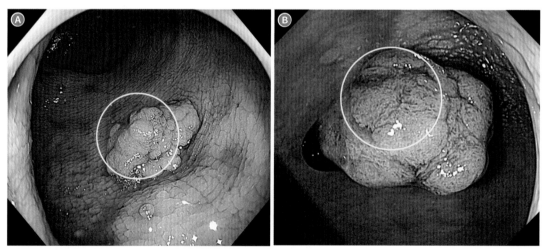

图2　疑诊癌的表面性状

Ⓐ）病变隆起最明显处呈明显发红色调。
Ⓑ）病变发红色调不均一，表面粗糙，凹凸不整。

　　　见都高度提示癌的存在。病变的色调及表面构造在靛胭脂染色下可更清晰地被观察
到（图2）。

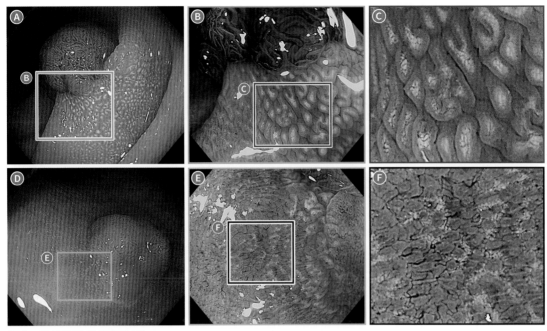

图3 肿瘤周边的黏膜白斑

Ⓐ）常规观察：可见 12mm 的 0-Ip 腺瘤，病变的蒂部可见弥漫性白斑。

Ⓑ）NBI 放大观察：可见每个窝间部中类圆形的白斑。

Ⓒ）白斑上可见上皮下规则的开环状微小血管。

Ⓓ）常规内镜：可见 10mm 的 0-Is 腺瘤的周边正常黏膜有白斑分布。

Ⓔ）NBI 放大观察：可见各种形态的白斑。

Ⓕ）白斑上可见上皮下规则的网格状微小血管。

Q1 正常黏膜中见到白斑有临床意义吗?

A1 白斑的主要组成是泡沫细胞，比起腺瘤在癌中阳性率更高

　　肿瘤周围的白色斑点状所见被称为白斑。可能是从固有层溢出的黏液被组织细胞吞噬后形成的。

　　白斑主要是在固有层存在，NBI/BLI 放大观察可清晰观察到未中断的上皮下微小血管（图 3）。有研究指出白斑的存在是发现病变的一个重要线索，也有研究指出白斑在癌中的阳性率高于腺瘤，提示白斑可能参与抑制肿瘤的进展。另外，隆起型、肿瘤长径越大，白斑阳性率越高，但在近段大肠的阳性率较低，具体机制尚不明确。

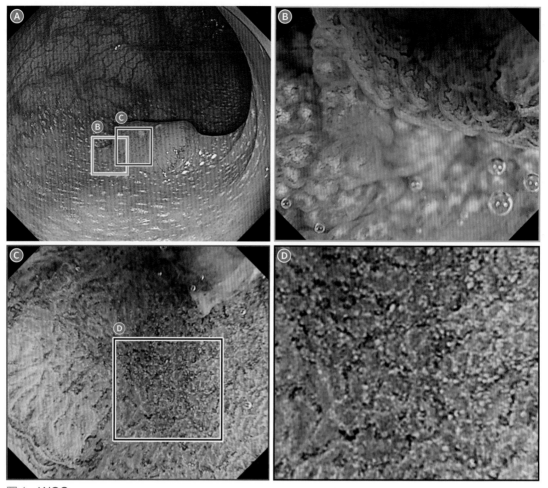

图4 WOS

Ⓐ）常规观察：可见12mm的0-Ⅱa病变，pT1b（SM 2700μm）病变的周边黏膜可见白斑。

Ⓑ）NBI放大观察：可辨认出周围黏膜白斑处的上皮下微小血管。

Ⓒ，Ⓓ）NBI放大观察：肿瘤部的上皮下微小血管处由于WOS的存在而难以观察，WOS形态呈现不均一的斑点状，排列不规则且分布不对称，判定为不规则的WOS。

Q2 内镜所见的 WOS（white opaque substance，白色不透明物质）与白斑有何差异？

A2 NBI/BLI 放大观察下可见白斑处的微小血管，而无法观察到 WOS 处的微小血管

结肠上皮性肿瘤及增生性息肉在 NBI/BLI 放大内镜下可观察到 WOS。WOS 其实是上皮中存在的微小脂肪滴，光线无法穿过它到达上皮下血管。因此，与肿瘤周围存在的白斑不同，WOS 存在时肿瘤上皮下血管会不清晰化而变得难以观察（图 4）。

WOS 在早期肠癌中阳性率相对较高，与肿瘤直径无关，但在直径小于 10mm 的腺瘤中

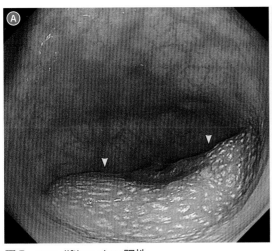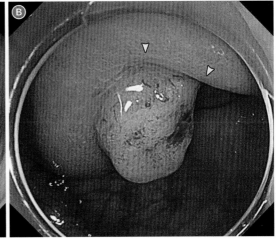

图5　non-lifting sign 阳性

Ⓐ）对图 4 的病例进行局部黏膜下注射，病变处仍无法隆起。

Ⓑ）对长径约 13mm 的 0-Is 病变（pT1b，SM 2500μm）进行局部黏膜下注射，却见到病变的中央到右侧均抬举不良。

阳性率较低，因此在微小的肿瘤性病变中若能辨认出 WOS，则需要高度警惕癌的可能。

2　整体观

随着癌从黏膜层往黏膜下层浸润，黏膜结构破坏导致表面腺管密度减低。并且大量癌浸润 SM 深部及间质反应（desmoplastic reaction）会造成病变本身及周边黏膜的改变。这种病理组织学的变化可从病变整体观反映出来，**紧满感、变硬、凹凸不整、伴有紧满感的二段隆起、周围正常黏膜的广基隆起**等征象被认为是 T1b 癌的可能表现。

Q3　如何判断非抬举征（non-lifting sign）？

A3 对肿瘤进行局部黏膜下注射却无法使其充分抬举即判断为 non-lifting sign 阳性

non-lifting sign（图 5）虽然主要作为判断 T1b 癌的一项指标被应用，但有报道指出其敏感度及阳性预测值较常规（白光）观察要低，这是由于即使是黏膜内病变也会因肠管蠕动、活检后局部纤维化及不充分的黏膜下局部注射而呈现 non-lifting sign 阳性。不管是何种原因所致的 non-lifting sign 阳性例，都会影响 EMR 的完整切除。对于考虑要进行内镜治疗的病例，尽量不要取活检。

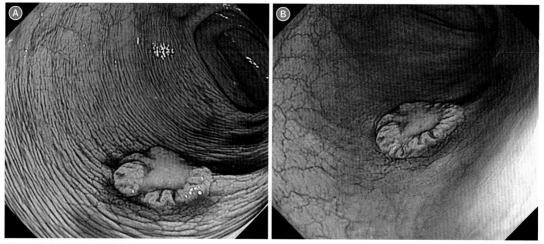

图6　伸展不良的内镜判定

Ⓐ）长径约 10mm 的 0-Ⅱa+Ⅱc 病变，pTis，靛胭脂染色常规注气量下可见轻微的皱襞集中。

Ⓑ）为了对伸展不良进行判定，进一步注气让肠管过度伸展，使病变及病变周围随之伸展。

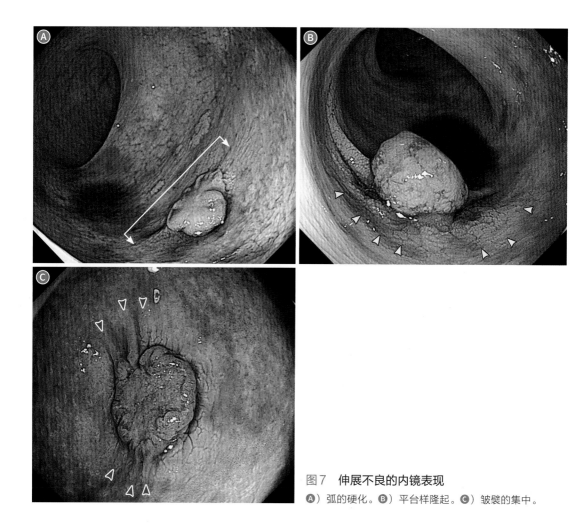

图7　伸展不良的内镜表现

Ⓐ）弧的硬化。Ⓑ）平台样隆起。Ⓒ）皱襞的集中。

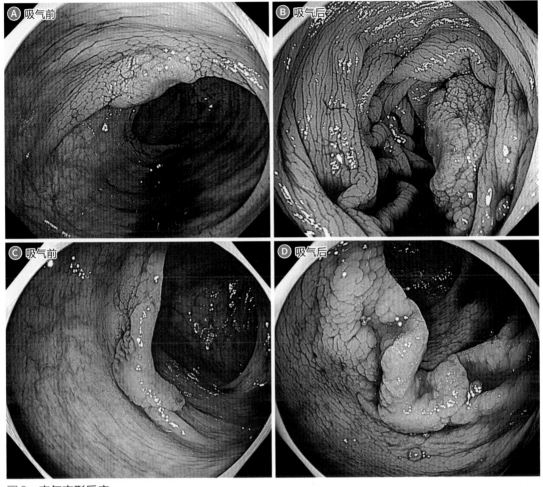

图8 空气变形反应

🅐，🅑）吸气后病变未见变形。🅒，🅓）吸气后病变产生变形。

3 肿瘤周边的性状

　　肿瘤周边的性状作为T1b癌诊断指标之一，当评估是否出现周围黏膜伸展不良时，为了捕捉周围黏膜的细微变化需要靛胭脂染色后进行观察。另外，需要充分注气使肠管**充分伸展**（图6），观察时从正面到侧面变换角度并从稍稍远离病变的位置进行观察。

　　伸展不良的表现包括：①弧的硬化（正常部位呈现圆弧状，肿瘤与其周边由于伸展不良呈现僵硬的直线化形态）；②**平台样隆起**（肿瘤及其周边呈现平台样隆起）；③**皱襞的集中**（并非向1点集中，而是具有一定范围的、朝向肿瘤病灶的3处以上的皱襞集中，图7）。T1b癌由于伴随着SM的间质反应往往会形成癌块。因此，病变部的肠管壁会变得僵硬，与正常肠管的伸展性存在差异，故而会出现上述

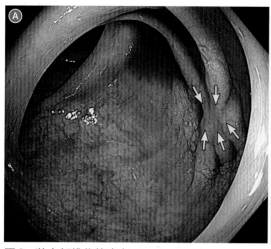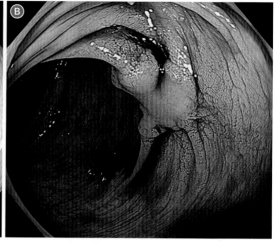

图9 伴有纤维化的病变

Ⓐ）图为 Tis 癌病例，未见弧的硬化及平台样隆起，5 条黏膜皱襞向 1 点集中。

Ⓑ）长径约 15mm 的 0-Ⅱa+Ⅱc 病变，病变活检后转诊至本院。可见具有一定范围的、朝向肿瘤的皱襞集中像及平台样隆起。虽然肿瘤中央部极小部分浸润至 SM 500μm，但病变主体仍然是 Tis 癌，因活检影响可见 UL-Ⅱ 的纤维化。

表现。伸展不良对于早期癌中的 T1b 癌诊断的敏感度达 66.0%，特异度达 95.8%，阳性预测值达 86.3%。虽然阳性预测值及敏感度低，但是特异度高，故可以作为比较客观的评估指标。

 Q4 T1 癌的浸润与纤维化的硬度有何不同？

A4 T1b 癌常伴随伸展不良，但轻度到中度的纤维化不伴有伸展不良，且肿瘤会随空气量的改变而变形

  T1b 癌一般看上去比较"硬"，如前所述那样肿瘤自身伸展不良，肠腔内的空气量的变化也难以使肿瘤变形（图 8ⒶⒷ）。但是随着活检及蠕动等导致的轻度到中度的纤维化并不会出现伸展不良的表现，且肿瘤本身会随空气量的变化而变形（图 8ⒸⒹ）。另外，与 T1b 癌的皱襞集中表现不同，纤维化所致的皱襞集中在肠管充分伸展的情况下朝向 1 处集中（图 9Ⓐ）。也存在一些与 T1b 癌部难以鉴别的情况，如部分 LST-NG 可伴有不同方向集中的皱襞，以及有些活检所导致的高度纤维化（图 9Ⓑ）。

■ 参考文献

[1] 武藤徹一郎，他：大腸ポリープ周囲粘膜に認められる白斑の臨床病理学的研究．とくに早期癌との関連性について．日本消化器内視鏡学会雑誌，23：241-247，1981．

[2] Hisabe T, et al：White opaque substance visualized using magnifying endoscopy with narrow-band imaging in colorectal epithelial neoplasms. Dig Dis Sci, 59：2544-2549, 2014.

[3] Kobayashi N, et al：Determining the treatment strategy for colorectal neoplastic lesions：endoscopic assessment or the non-lifting sign for diagnosing invasion depth? Endoscopy, 39：701-705, 2007.

[4] Hisabe T, et al：Validity of conventional endoscopy using "non-extension sign" for optical diagnosis of colorectal deep submucosal invasive cancer. Endosc Int Open, 6：E156-E164, 2018.

内镜检查所见专业术语的整理（肉眼形态）

田中秀典，冈 志郎

1 肉眼形态判定的方法

日本的大肠癌肉眼形态分类参考《大肠癌处理规范（第9版）》（以下简称"《规范》"）。肉眼形态的判定虽然有内镜所见及病理组织所见两种方法，但是由于切除方式的不同及切除标本固定后的伸展状态导致内镜所见与病理组织所见的肉眼形态有时会有偏差。

《规范》指出："浅表型的肉眼形态判断主要参考内镜所见，不考虑组织类型及肿瘤、非肿瘤的差异，从整体上把握病变形态。"因此，**肉眼形态原则上是由内镜所见判定的**。此时，适当地注气使肠管处在伸展的状态下进行判定非常重要。其理由为，肠道内空气量少时，扁平的病变也会显得过于膨隆；相反，过度送气会使病变过度伸展而难以观察整体形态。另外，常规（白光）观察下凹陷型病变的凹陷面、病变边界大多不明显，必须借助靛胭脂染色来判断肉眼形态。

2 《大肠癌处理规范》中肉眼形态分类

《规范》中的肉眼形态分类如下：0型：表面型；1型：肿块型；2型：溃疡局限型；3型：溃疡浸润型；4型：弥漫浸润型；5型：无法分类（图1）。而且，0型又分为2个亚类：0-Ⅰ：隆起型（0-Ip：有蒂型；0-Isp：亚蒂型；0-Is：无蒂型）；0-Ⅱ：浅表型（0-Ⅱa：浅表隆起型；0-Ⅱb：浅表平坦型；0-Ⅱc：浅表凹陷型）（图2，图3）。

通常判断为Tis、T1癌的病变会归为0型，但由于有时仅凭肉眼难以分辨腺瘤与癌，因此表面型的亚分类也适用于腺瘤性病变。另外，即使表面型病变的病理类型是进展期癌，仍然判别为0型，肉眼形态分类不会因病理组织结果而改变。

3 关于肉眼形态分类，《大肠癌处理规范》与巴黎分类的不同点

巴黎分类如下：0型息肉型病变（0-Ⅰ）、非息肉型病变（0-Ⅱa，0-Ⅱb，0-Ⅱc，0-Ⅲ）。其中，0-Ⅰ细分为0-Ip、0-Is（图4）。日本《大肠癌处理规范》分类包括

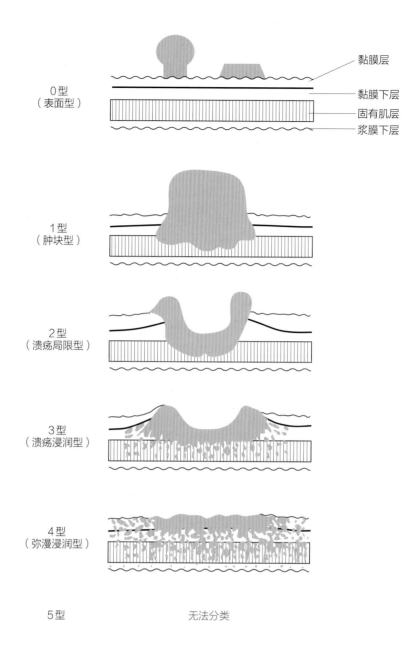

0型
（表面型）

黏膜层
黏膜下层
固有肌层
浆膜下层

1型
（肿块型）

2型
（溃疡局限型）

3型
（溃疡浸润型）

4型
（弥漫浸润型）

5型　　　　　　　　　　　无法分类

图1　进展期癌的肉眼形态分类

0-Isp，巴黎分类认为0-Isp临床意义有限而将其并入0-Is中。

　　关于0-Is与0-IIa的鉴别，巴黎分类指出病变高度超过活检钳直径（约2.5mm）的规定为0-Is，没有超过活检钳直径的病变规定为0-IIa。然而，日本《大肠癌处理规范》中并没有设立上述标准，与呈现半球形的病变大小相比，高度较高的诊断为0-Is，高度较低的扁平病变诊断为0-IIa，但有时也会因病变不同出现意见不一的情况。图5所示的病例按照《规范》则归为0-IIa病变，但若用活检钳抵近，则发现病变高度超过钳子的直径而被归为巴黎分类中的0-Is。

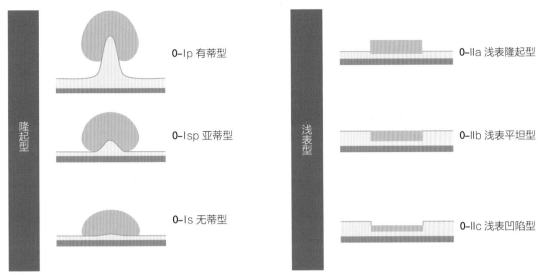

图2　0型亚分类

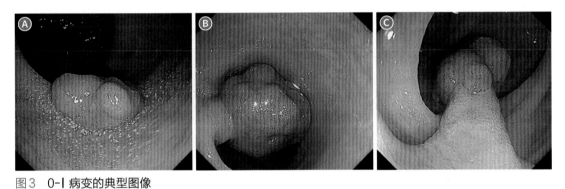

图3　0-I病变的典型图像

Ⓐ）0-Is：无蒂型。Ⓑ）0-Isp：亚蒂型。Ⓒ）0-Ip：有蒂型。

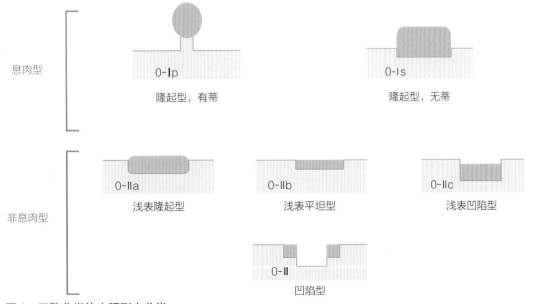

图4　巴黎分类的肉眼形态分类

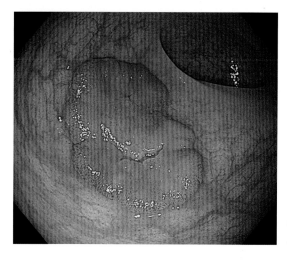

图5 《规范》中的0-IIa病变

根据巴黎分类很难判断是0-IIa还是Is病变，如果不借助活检钳很难进行判断。

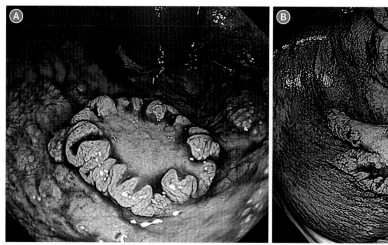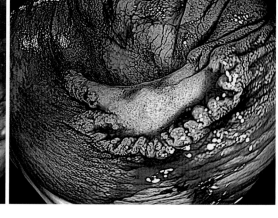

图6 0-IIa+IIc病变与0-IIc+IIa病变的不同之处

Ⓐ）0-IIa + IIc病变：浅表隆起为主，内部存在凹陷的病变。

Ⓑ）0-IIc + IIa病变：浅表凹陷（相比周边正常黏膜凹陷）为主，边缘轻微反应性隆起的病变。

Q1 0-IIa+IIc与 0-IIc+IIa的区别在哪里？

A1 0-IIa+IIc 病变以浅表隆起为主，0-IIc+IIa 病变以浅表凹陷为主

《大肠癌处理规范》指出："同时具有两种成分的表面型病变，范围较大的成分书写在前面，并用'+'号连接。"因此，0-IIa+IIc病变是以浅表隆起为主，整体呈现轻度隆起，病变内部伴有凹陷。0-IIc+IIa病变则以浅表凹陷为主，凹陷区域面积较大，边缘呈轻微反应性隆起（图6）。0-IIa+IIc病变的凹陷面比周围正常黏膜高度要高（图6Ⓐ），0-IIc+IIa病变的凹陷面则比正常黏膜高度要低（图6Ⓑ）。

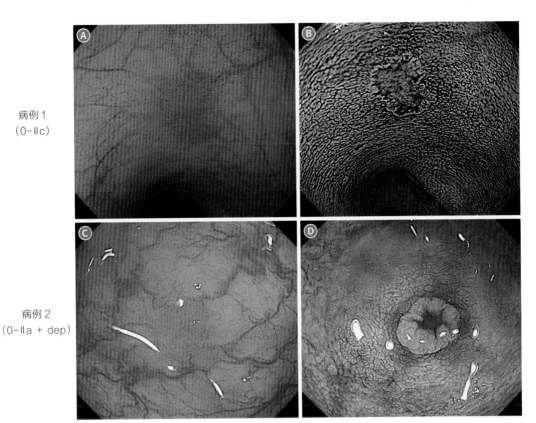

病例 1
(0-Ⅱc)

病例 2
(0-Ⅱa + dep)

图7 0-Ⅱc与0-Ⅱa+dep的不同

Ⓐ）常规观察：可见病变呈发红色调。

Ⓑ）图 **Ⓐ** 的靛胭脂染色观察：可见边界清晰的面状凹陷，诊断为 0-Ⅱc。

Ⓒ）常规观察：可见发红色调的 0-Ⅱa 病变，中央似乎可见凹陷。

Ⓓ）图 **Ⓒ** 的靛胭脂染色观察：病变中央虽然可见棘状染色剂积聚，但无明确的凹陷，诊断为 0-Ⅱa+dep。

Q2 0-Ⅱc与 0-Ⅱa+dep的区别在哪里?

A2 0-Ⅱa+dep 中难以见到 0-Ⅱc 那样边界清晰的凹陷面

  0-Ⅱa+dep（0-Ⅱa+depression）病变经过靛胭脂喷洒后可见 0-Ⅱa 中心处有沟状或者棘状的色素沉积。乍一看有些类似于凹陷型病变（0-Ⅱc），但与 0-Ⅱc（图7**ⒶⒷ**）不同，0-Ⅱa+dep 病变没有呈现边界清晰的、星芒状或片状的凹陷（图7**ⒸⒹ**）。相比 0-Ⅱa，0-Ⅱc发生 de novo 癌及 SM 浸润更高，而 0-Ⅱa+dep 与 0-Ⅱa 则都被认为是息肉的初期形态，与 0-Ⅱc 的组织学恶性程度截然不同，因此必须明确区分它们。另外近来认为 0-Ⅱa+dep 病变的临床意义有限，因此对于它的研究报告也相应减少。

4 LST 的定义及肉眼形态之间的区别

1）定义

　　LST 是长径超过 10mm，向侧方呈肿瘤性生长的一类肿瘤性病变。虽然在《规范》中有记载，但是必须理解 LST 是肉眼形态基础上结合发育形式而采用的一个别名，其本身不属于**肉眼形态**中的某一种（图 8）。

2）LST 的亚分类

　　LST 根据形态分为 LST-G（颗粒型：granular type）、LST-NG（非颗粒型：non-granular type）。LST-G 的颗粒、结节呈集簇分布，其中每一颗粒的大小形态均一的类型称为颗粒均一型（homogenous type），病变中有粗大结节的则称为结节混合型（nodular mixed type）。LST-NG 为没有颗粒或者结节、表面平滑的病变，其中没有凹

LST 亚分类	0 型分类
LST-G	
颗粒均一型	0-IIa
结节混合型	0-IIa, 0-Is + IIa, 0-IIa + Is
LST-NG	
平坦隆起型	0-IIa
伪凹陷型	0-IIa + IIc, 0-IIc + IIa

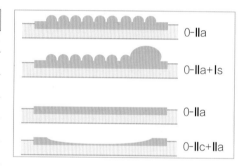

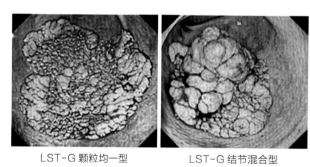

LST-G 颗粒均一型　　　　LST-G 结节混合型

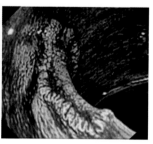

LST-NG 平坦隆起型　　　　LST-NG 伪凹陷型

图 8　LST 亚分类与肉眼形态分类的关系

陷的亚型称为平坦隆起型（flat elevated type），有伪凹陷的亚型称为伪凹陷型（pseudo-depressed type）。

伪凹陷是指没有明确凹陷面，而呈现缓坡状的盆状凹陷，或者是高低差未遍及全周的不完全凹陷，需与全周凹陷边界清晰的 0-Ⅱc 严格区分（图 9）。

Q3 什么是裙边征（skirt sign）？

A3 LST 的边缘延伸的具有扩张 pit 结构的平坦性区域，有较高的癌变率及 SM 浸润率

Miyamoto 等学者将 LST 边缘具有扩张 pit 结构的平坦或轻微隆起的区域称为"skirt"（图 10）。直肠比结肠多见，大部分与直肠的 LST-G 结节混合型并存，研究指出有 skirt sign 的病例更容易发生癌变及 SM 浸润。

此区域的组织类型一般为腺瘤，但是又与增生性息肉及普通的腺瘤不同，因此其临床意义及发育过程值得更深入的研究。

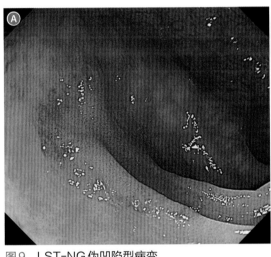
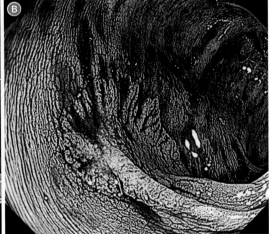

图 9　LST-NG 伪凹陷型病变

Ⓐ）常规观察：可见边缘稍发红的浅表型肿瘤。

Ⓑ）靛胭脂染色观察：可见未及全周的盆状凹陷。

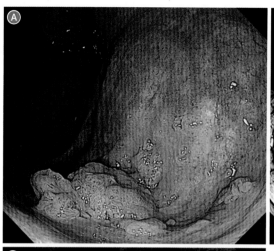

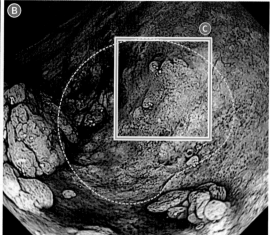

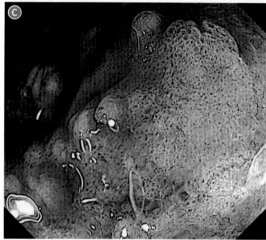

图 10　伴有 skirt sign 的 LST-G

Ⓐ）常规观察：病变的边缘可见褪色调平坦区域。

Ⓑ）靛胭脂染色观察：可见与周边正常的黏膜不同的平坦型病变（skirt sign）（○）。

Ⓒ）靛胭脂染色后放大观察（skirt 部分）：可见轻度扩张的 Ⅱ 型 pit 结构。

② 内镜检查所见专业术语的整理（鉴别要点）

林 武雅

1 浅表型与隆起型的鉴别

发现病变重要的是首先进行肉眼分型的诊断。根据是否有蒂、是否广基以及病变高度等，初步判断病变属于**浅表型**（Ⅱa，Ⅱb，Ⅱc）还是**隆起型**（Ⅰs，Ⅰsp，Ⅰp）。区分两者，是因为两者的病理组织学恶性程度存在差异。简单地说，浅表型即使较小也容易发展为 T1 癌，隆起型即使较大也难以发展为 T1 癌。

1）PG 与 NPG 分类

为了明确上述差异，依照病理组织学上腺瘤及癌在黏膜内的增殖模式分为息肉样生长（polypoid growth，PG）和非息肉样生长（non-polypoid growth，NPG）。在病变边缘的非肿瘤黏膜与肿瘤黏膜的移行部，肿瘤黏膜比相邻的非肿瘤黏膜更厚，且移行部向隆起处的过渡存在明显高度差，这种类型被定义为 PG（图1）。另外，肿瘤黏膜与非肿瘤黏膜厚度相似或者更薄，两者的移行部过渡平滑，则称为 NPG（图2），NPG 即使较小也容易出现 Tis 癌及 T1 癌。

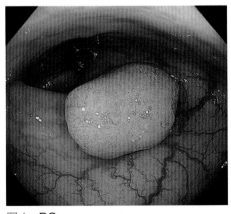
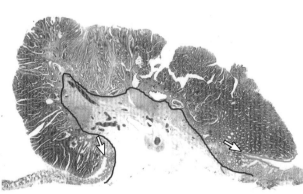

图1 PG

窄基底病变，根据肉眼形态属于 Ⅰsp，黏膜肌层（红线）完整保留。肿瘤/非肿瘤的移行部（白色箭头）存在明显的高度差（蓝线），肿瘤处的黏膜较厚，诊断为 PG。

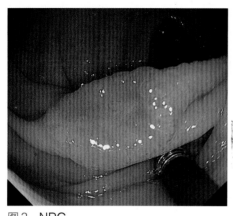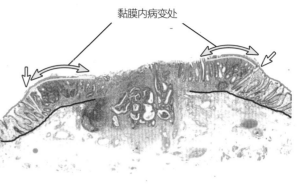

黏膜内病变处

图2 NPG

病变边缘可见浅表隆起，中央存在凹陷，肉眼形态为 0-Ⅱa+Ⅱc。虽然黏膜肌层（红线）断裂但仍有黏膜内病变（黄线）残存。肿瘤与非肿瘤移行部（白色箭头）没有明显高度差，肿瘤处黏膜与非肿瘤处黏膜厚度相似，诊断为 NPG。

2）PG 与 NPG 难以判别的情况

这种分类的问题在于，如果肿瘤边缘没有黏膜内病变残留，则很难判定 PG 或 NPG（图3）。伴有 0-Ⅱa 的 LST 病变实际上也有可能包含 PG，因此有时内镜下诊断也较困难。

内镜下鉴别病变表面隆起部分全部是肿瘤（PG）抑或是边缘部分被正常黏膜覆盖（NPG），对Ⅱa 病变中 PG/NPG 的区分相当重要。喷洒靛胭脂可在一定程度上推断出肿瘤和正常黏膜的移行部在病变边缘的哪个位置。达到这种推断能力的关键是要反复研读病理组织表现，进行反馈训练。

2　关于 LST 亚分类的鉴别

Q1　LST-G 颗粒均一型与结节混合型的鉴别要点是什么?

A1 对难以判断为颗粒均一型的应将其判别为结节混合型

初学者对于结节混合型的诊断指征把握较为严格，多有将病变归为颗粒均一型的倾向，实则欠妥当，倒不如说，如果判断困难，应该将其归为结节混合型比较妥当。图 4**D** 中可见病变混杂有大小不等的结节，即使结节大小未达 10mm 也可诊断为典型的结节混合型。另外，如图 4**E** 那样，虽然为小结节，但看起来有种大结节的不规则感，这样的病变也属于结节混合型。

但是像图 4**C** 这样，较大的 LST-G 边缘（**C** ▷）有时看起来像是融合了，但此时不能将其视为结节，而应主要着眼于占病变大部分的小颗粒集簇上，诊断为 LST-G 颗粒均一型，这样才与临床病理学特征一致。

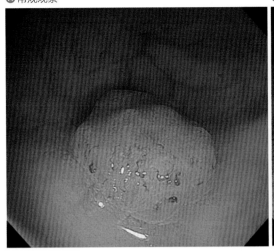

Ⓐ常规观察

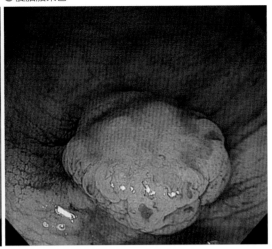

Ⓑ靛胭脂染色

Ⓒ病理图

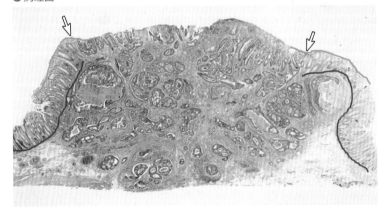

图3　PG、NPG无法判定的病例

肿瘤/非肿瘤的移行部（Ⓒ╭>）较平滑且无高度差，但由于几乎没残存黏膜内病变，因此从定义上来讲难以判断。实际上应诊断为NPG。由于病变中央处凹凸不规则，这种病变不应该仅凭白光观察判断肉眼形态（Ⓐ），而应该进行靛胭脂染色观察（Ⓑ）。这个病变应诊断为0-Ⅱa+Ⅱc或0-Ⅰs+Ⅱc。

1）LST-G

　　LST-G 颗粒均一型是长径约 3mm 的均一颗粒组成的病变（图4ⒶⒷ）。如何理解"均一"一词对于鉴别颗粒均一型与结节混合型相当重要。颗粒均一型病变恶性程度较低，病理上几乎很少为 T1 癌，因此很有诊断意义。笔者认为无论结节大小，只要判定为**不均一性结节**，最好全部诊断为**结节混合型**。不能简单认为是伴有长径约 10mm 结节的病变就是所谓的结节混合型（图4Ⓓ）。颗粒比较均一的病变中伴有长径超过 10mm 的结节可轻松诊断为结节混合型（图4Ⓕ），但需注意临床上并非只有这样的病例。

2）LST-NG

　　LST-NG 的表现较难用语言描述，它是一类没有集簇的颗粒，由 0-Ⅱa 病变侧方发育而来的病变（图5）。但是，LST-NG 形态各异，因此称它为"**非 LST-G 病变**"可能更合适。具有轻微高度差的伪凹陷型在白光内镜下往往被误认为平坦隆起型，因此 LST-NG 平坦隆起型与伪凹陷型的鉴别必须借助靛胭脂染色（图6）。

71

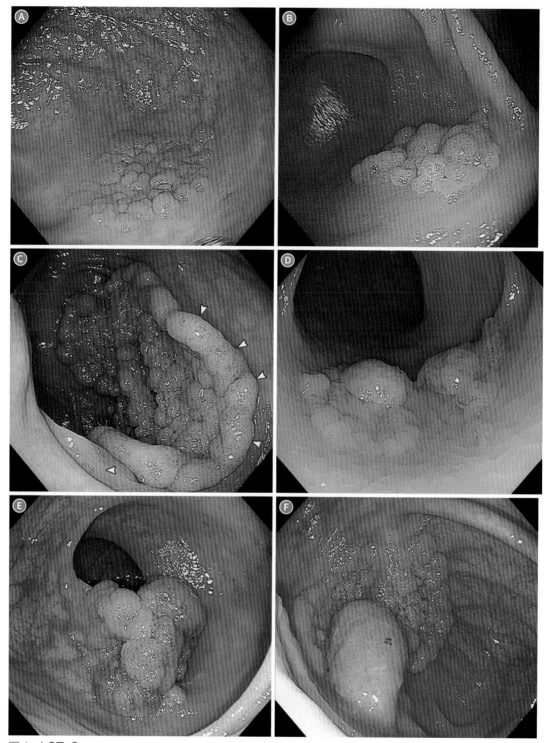

图4　LST-G

Ⓐ ～ Ⓒ）LST-G 颗粒均一型。Ⓓ ～ Ⓕ）LST-G 结节混合型。

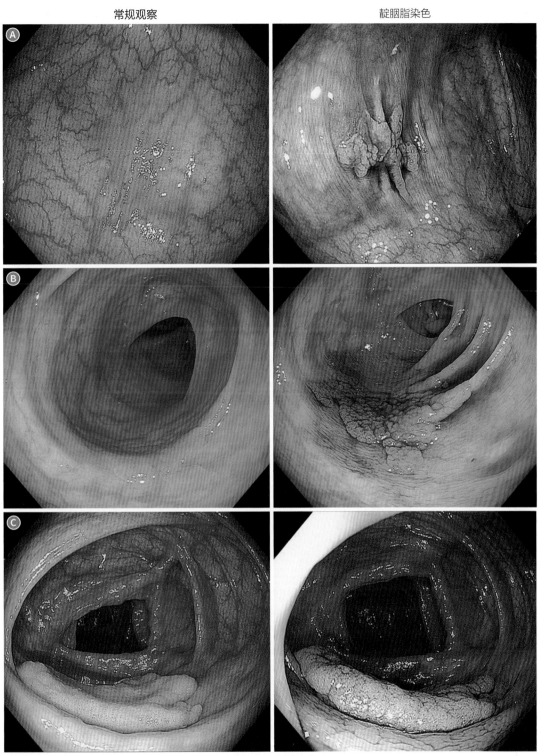

图5　LST-NG平坦隆起型

Ⓐ，Ⓑ）如果不借助染色，不仅范围诊断甚至病变存在与否都难以判断。

Ⓒ）既没有颗粒，也没有伪凹陷，因此虽然高度稍高，但仍归类为平坦隆起型。

常规观察   靛胭脂染色

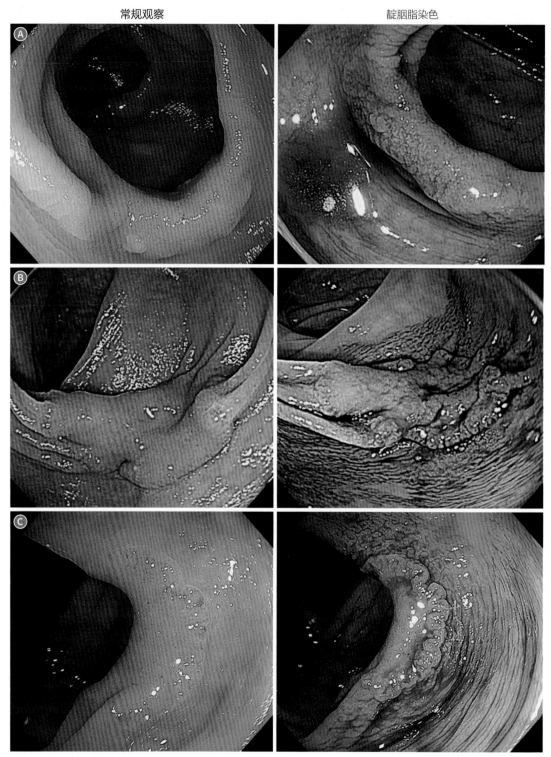

图6　LST-NG伪凹陷型

Ⓐ）虽然明确为LST-NG，但边缘隆起幅度较小，且无明显高度差，若无染色，则很难判断为伪凹陷型。

Ⓑ）病变右侧的高度差通过白光观察即可判别，但左侧在靛胭脂染色后才可见伪凹陷。

Ⓒ）通过常规观察即可诊断为伪凹陷型。

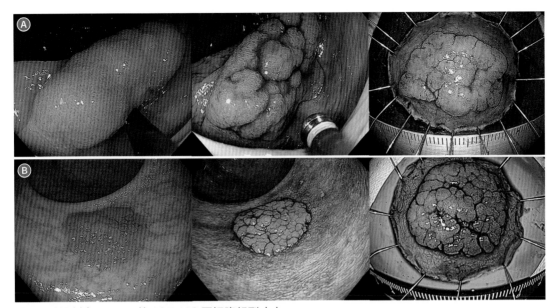

图7　易误判为 LST-G 的 LST-NG 平坦隆起型病变

尽管在常规观察下似乎伴有颗粒，但通过染色确认为浅沟。从切除标本上也可清晰辨认出病变表面遍布浅沟而非具有颗粒。

Q2 如何诊断与 LST-G 颗粒均一型容易混淆的 LST-NG？

A2 整体为颗粒所占据的病变为 LST-G，除此以外均为 LST-NG

病变是否呈现颗粒集簇分布是最重要的鉴别点。只是当病变中有较多浅沟存在时，由于浅沟看起来像是颗粒的边界，容易对判断造成干扰（图7）。也有一些病灶中颗粒和扁平隆起混杂在一起（图8）。基本原则是，颗粒占据病变全体的诊断为 LST-G，除此以外诊断为LST-NG，这样诊断较为容易。简而言之，不能一口咬定为 LST-G 颗粒均一型的病变都属于 LST-NG。

3　关于内镜治疗可能性的鉴别要点

常规（白光）观察判断浸润深度时，首先需要评估的是**内镜下病变的硬度**。病变的硬度就是 Tis 癌突破 MM、浸润到 SM 的过程中病变本身的厚度增加、体积变大等表现在内镜下的直观反映。也就是说，看起来较"硬"，往往意味着浸润性癌。仅凭呈现的图片描述硬度很难具有普适性，需要结合各种各样的实时内镜所见，如皱襞集中、凹凸不整，其他的表现还有空气变形反应消失（图9）。

参考文献

[1] Ikegami M：A pathological study on colorectal cancer. From de novo carcinoma to advanced carcinoma. Acta Pathol Jpn, 37：21–37, 1987.
[2] 池上雅博，他：大腸癌の発生・発育進展に関する病理学的解析. 胃と腸，43：1947–1955，2008[5]
鈴木康元：スムーズな挿入のコツと観察のポイント肛門～直腸の挿入・観察. 消化器の臨床，15：607–609，2012.

第 3 章　常规内镜诊断

75

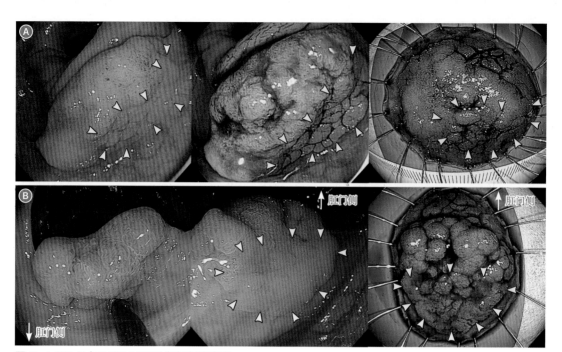

图8　LST-G与LST-NG混合存在的病变

Ⓐ）病变为平坦隆起型，但边缘（▷）可见颗粒。

Ⓑ）肛侧可见颗粒状隆起，但内镜反转观察可见平坦隆起（▷）。

注气后	少量吸气	吸气后

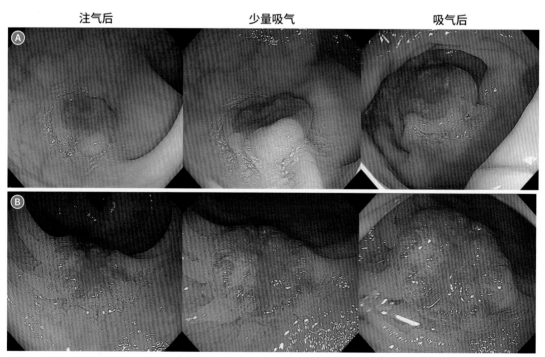

图9　因SM高度浸润使空气变形反应消失的病变

Ⓐ）病变中央处可见凹凸不整，由于病变较硬，即使吸气也未变形。

Ⓑ）可见凹陷内隆起及皱襞集中，由于病变较硬，即使吸气也未见变形。

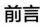

3 肿瘤与非肿瘤的鉴别

竹内洋司，七條智聖

前言

随着大肠腺瘤的内镜切除技术的普及和推广，大肠癌的发病率、死亡率都明显下降，因此腺瘤性息肉是内镜下治疗的适应证。此外，近年来发现既往认为属于增生性息肉的 SSA/P 也具有一定癌变风险，因此也认为具有切除适应证。然而，目前内镜下治疗仍有小概率会出现穿孔、出血等不良事件，因此，内镜医生应对无癌变风险的非肿瘤性息肉（多为增生性息肉）及肿瘤性息肉（或有癌变概率的息肉）进行准确的鉴别并制订合适的治疗方案。

1 常规内镜观察的鉴别

腺瘤通常呈现与正常黏膜不同的发红色调，表面凹凸不整，有时呈分叶状，病变的边界通常清晰。可有隆起型（图1Ⓐ）、浅表型（图2Ⓐ）、椭圆形和圆形以及不规则等各种形态。腺瘤的大小也不一，从长径超过 50mm 的 LST 到长径仅有 1mm 的

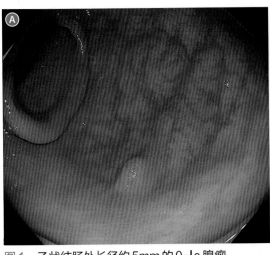
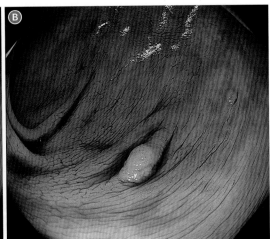

图1 乙状结肠处长径约5mm的0-Is腺瘤

Ⓐ）常规观察：可见比周边黏膜稍红的、明显的隆起。

Ⓑ）染色观察：可见隆起处靛胭脂流散，红色调进一步凸显，而边缘积聚的靛胭脂勾勒出隆起的形态，使病变边界清晰可见，甚至病变稍向口侧延伸的浅表隆起也得以辨认。

病变都可见到。

反之，**增生性息肉**与正常黏膜色调相似或稍偏白色，表面比较平滑，有时伴有黏液附着，病变边界通常不清晰（图3）。形态通常为圆形~椭圆形，并且多发于直肠到乙状结肠。虽然有些长径大于10mm，但大多数长径小于5mm。

增生性息肉与SSA/P较难鉴别，但SSA/P通常好发于右半结肠，其特征性的内镜表现是边界不清（indistinct border，图4）、积云样外观（cloud like surface，图5）。

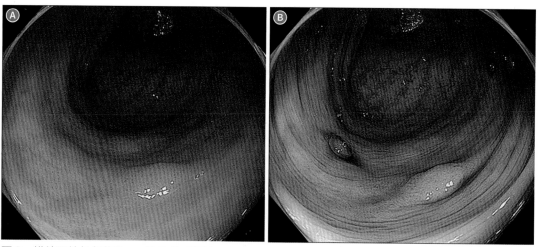

图2　横结肠处长径约5mm的0-Ⓘa腺瘤

Ⓐ）常规观察：可见色调与周围的黏膜几乎相同的浅表隆起型病变。可通过仔细辨认表面性状的差异来识别病变，但也有漏诊的可能。

Ⓑ）染色观察：可见周围的黏膜纹理（无名沟里残留的靛胭脂）消失，靛胭脂勾勒出稍显白色调的浅表隆起型病变，病变的边界清晰可见。

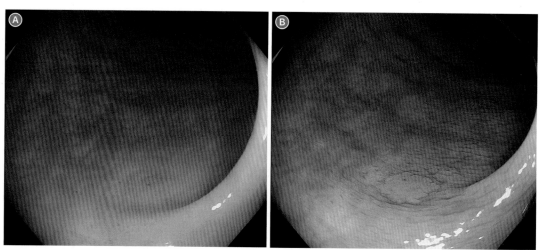

图3　乙状结肠处长径约6mm的0-Ⓘa增生性息肉

Ⓐ）常规观察：可见与周围黏膜颜色几乎相同的病变。在血管透见消失的区域怀疑病变存在，但由于边界不清难以明确诊断。

Ⓑ）染色观察：可见周围的黏膜纹理（无名沟里残留的靛胭脂）消失，靛胭脂清晰勾勒出稍显白色调的浅表隆起型病变及其边界。

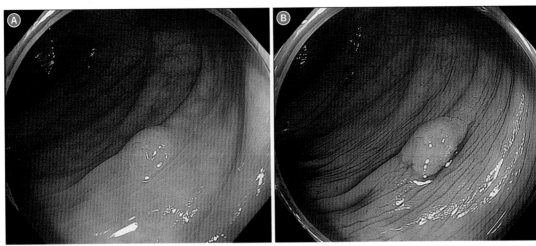

图4　升结肠处长径约5mm的0-Is型SSA/P
Ⓐ）常规观察：可见与周边黏膜相同色调的隆起型病变，但病变周边边界不清（indistinct border）。
Ⓑ）靛胭脂染色观察：染色下可见病变与周围边界清晰，病变表面附着的黏液也因染色发蓝而变得清晰。

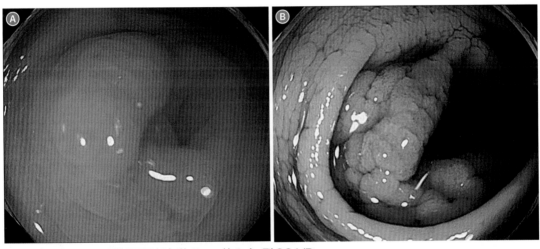

图5　盲肠阑尾开口附近可见长径约5mm的0-Is型SSA/P
Ⓐ）常规观察：病变与周边黏膜色调一致，可见黏液附着。
Ⓑ）染色观察：靛胭脂染色下可见病变呈现清晰的积云样外观（cloud like surface）。

2　染色内镜检查要点

　　染色内镜检查是将色素液喷洒在消化道黏膜表面进行观察的方法，用以提高对病变的诊断能力。结肠镜下染色主要采用对比法（靛胭脂）及染色法（结晶紫）。染色法原理是表面上皮吸收染色剂着色，而无法着色的腺管开口（pit）则可通过放大内镜进行观察，详细介绍见第4章①。而对比法是喷洒无法被黏膜吸收的蓝色靛胭脂，利用沉积在凹陷处的靛胭脂使病变边缘的形态、表面性状及凹陷面更加醒目，从而更加清晰地勾勒出病变整体的形态学特征及黏膜表面细微的凹凸变化。

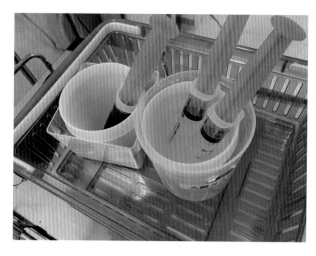

图6　笔者所在医院准备靛胭脂的场景
将靛胭脂倒入一次性杯子中，与盛有消泡剂的杯子并排放在一起，注射器抽取部分使其处于随时可用状态。

1）靛胭脂的使用方法

笔者所在医院的经验是将 0.4% 的靛胭脂注射液（5mL/1A）稀释 2 倍（0.2%）后使用。

结肠镜比胃镜更长，且肠腔相对狭小，染色剂无须借助喷洒管，直接用注射器喷注就可获得满意的撒布效果。笔者所在医院为每一位患者准备装有靛胭脂稀释液的杯子，必要时使用注射器通过活检孔将其注入，并主要在病变局部进行染色内镜观察（图6）。

由于靛胭脂对比法是一种简易的检查方法，因此在筛查中常规观察难以鉴别肿瘤与非肿瘤病变或怀疑癌变时，可直接喷洒染色剂。若接近观察或放大观察，还可对 pit pattern 进行简单区分。近年来随着 NBI 的普及，靛胭脂放大观察变得不如原先有意义。然而，由于其在非放大观察中也能凸显病变的形态，因此在没有放大内镜的情况下其仍有足够的优势。

Q1　怎样合理地进行靛胭脂染色?

A1 放大观察易导致充血、出血而影响观察，建议放大观察前喷洒靛胭脂

如今，随着 NBI 的普及，放大内镜的直径越来越小，用途越来越广，发现病变后立刻切换为 NBI 的情况也越发常见。但是，需注意如果草率地进行放大观察，内镜的头端可能与病变接触并引起充血或出血。另外，先行非放大染色检查可缩小需要放大观察的范围，且喷洒靛胭脂不会影响 NBI 放大观察。因此，应在放大观察之前进行靛胭脂染色观察。由于靛胭脂可强调病变形态，故特别适用于常规观察下难以鉴别的肿瘤/非肿瘤性病变、形态不典型病变、边界不清晰病变和具有凹陷的病变等（图7）。为了在发现这些病变时能毫不犹豫、迅速使用靛胭脂进行染色，在床旁备好抽取有靛胭脂溶液的注射器可以说是最重要的诀窍。

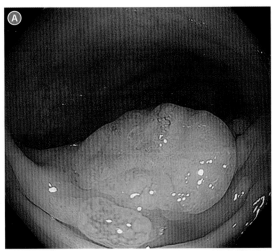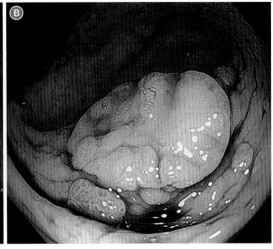

图7 直肠 Ra 处长径约 12mm 的 0-IIa + IIc 型 T1 癌

Ⓐ）常规观察。Ⓑ）靛胭脂染色后可见凹陷面变得清晰。

2）染色后的观察要点

由于大部分结肠、直肠肿瘤不是隆起型就是浅表隆起型，在喷洒靛胭脂后，病变处的色素会流散，而后在边缘处沉积，从而凸显了病变的形态（图 1Ⓑ）。另外，病变处色素流散后相比于周围黏膜发红色调得以进一步凸显（图 1Ⓑ）。靛胭脂染色非放大观察相比常规观察更能清晰地反映病变的肉眼形态，能够强化凹陷、黏膜牵拉等提示浸润癌的内镜征象，在大型病变中也能缩小后续放大内镜的检查范围（图 8）。

增生性息肉和 SSA/P 表面多附着有黏液，喷洒靛胭脂后黏液和色素混杂在一起，外观稍呈蓝色（图 4Ⓑ）。

靛胭脂染色非放大内镜观察也能在一定程度上进行 pit pattern 诊断（图 8Ⓑ）。但是由于看到的是 pit 中积聚的染色剂，并非直视 pit 本身，因此它的形态不如结晶紫染色方法观察得清楚。应注意，对怀疑癌变 pit 形态不规则性的判断，对比法的敏感度低于染色法。即使在靛胭脂放大观察下稍稍怀疑病变有癌变的可能，也都建议追加结晶紫染色放大观察（图 8Ⓓ）。

Q2 如果对于肿瘤与非肿瘤的诊断非常自信，息肉切除术后病变的病理诊断是否可以省略？

A2 内镜诊断仍无法百分之百准确，现阶段的病理诊断不可或缺

近年来对于长径 5mm 以下的微小息肉，提出了"切除并丢弃"的策略，即当非常明确地鉴别肿瘤 / 非肿瘤时，可省略病理送检，这样可节约成本。然而，对于内镜医师个体而言，

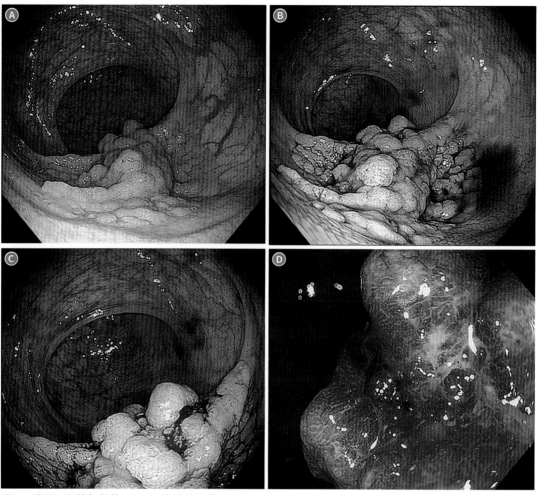

图8　直肠 Rb 处长径约 40mm 的结节混合型 LST

Ⓐ）常规观察：可见中央处的结节非常醒目，内镜下怀疑该处有癌的浸润。

Ⓑ）靛胭脂染色观察：可见病变整体呈现明显的凹凸不整，隆起处的口侧存在凹陷面。

Ⓒ）凹陷处近距离观察：可见周边隆起处与该凹陷处的表面结构不同，但细节无法确认。

Ⓓ）以凹陷为中心进行结晶紫染色放大观察：可见高度不规则的 pit 及部分无结构区域。

　　就算采用此策略，节约成本的效果也极其有限。在目前内镜下诊断无法达到百分之百准确的现状下，个人认为省略病理诊断意义不大。

　　但是，如果日常操作中始终细致地进行放大内镜观察并拍取具有说服力的放大内镜图片，就能生成图集。这样在切除息肉后标本丢失无法回收的情况下，也可以自信满满地对患者说"没有病理诊断也并无大碍"。保有这样的观念并没有损失，最重要的是尽可能努力地进行正确的内镜诊断。

Q3 长径 10mm 以下的小息肉可用圈套器安全地冷切，故不进行详细观察直接将它们全部切除可行吗？

A3 极少数小息肉中有浸润性癌存在的可能。无论采用何种治疗方法，均需进行精确的术前诊断

内镜切除后标本的回收率并非 100%，即使在回收的标本送检病理的过程中，也有弄错标本或者没取到合适切面的可能，故病理诊断也不是 100% 准确。由于对活体内的病变进行实时诊断最为准确，为此记录下具有说服力的内镜图像并存成图片集相当重要。另外，圈套器冷切术（cold snare polypectomy，CSP）也并非 100% 安全，为了降低并发症风险以及避免将精力浪费在无恶变潜能的息肉治疗上，正确诊断并选择合适的治疗手段非常重要。极少数小息肉中有浸润性癌存在的可能。无论息肉大小或采用何种治疗方法，均需进行精确的术前诊断。

此外，圈套器冷切通常会留下黏膜肌层（MM），即使是 Tis 癌，若浸润至 MM 也可能无法完全切除。因此它不适用于怀疑有癌变的病灶，而多用于经准确术前诊断（必要时放大内镜）判定为低度异型腺瘤的治疗。

● **参考文献**

[1] Zauber AG, et al：Colonoscopic polypectomy and long-term prevention of colorectal-cancer deaths. N Engl J Med, 366：687-696, 2012.

[2] Ito T, et al：Ten-millimeter advanced transverse colon cancer accompanied by a sessile serrated adenoma and/or polyp. Gastrointest Endosc, 82：419-20；discussion 420, 2015.

[3] Hazewinkel Y, et al：Endoscopic features of sessile serrated adenomas：validation by international experts using high-resolution white-light endoscopy and narrow-band imaging. Gastrointest Endosc, 77：916-924, 2013.

[4] Ignjatovic A, et al：Optical diagnosis of small colorectal polyps at routine colonoscopy（Detect InSpect ChAracterise Resect and Discard；DISCARD trial）：a prospective cohort study. Lancet Oncol, 10：1171-1178, 2009.

[5] Takeuchi Y, et al：An alternative option for "resect and discard" strategy, using magnifying narrow-band imaging：a prospective "proof-of-principle" study. J Gastroenterol, 50：1017-1026, 2015.

浸润深度诊断

川崎啓祐，松本主之

1 浸润深度诊断的目的

结肠癌内镜下根治性切除需满足以下所有条件：①浸润深度在 M ~ SM 1000μm 以内；②脉管侵犯阴性；③无低分化腺癌、印戒细胞癌及黏液癌成分；④浸润侧前沿处（即最深处）的肿瘤出芽程度仅仅达到 Grade 1。内镜医生只能对条件①进行术前预测。

肠癌浸润深度的诊断方法包括灌肠 X 线造影、内镜（常规内镜、放大内镜、超声内镜）检查、CT 结肠造影和 MR 结肠造影等。近年来，除了含有 NBI、BLI 等图像增强技术的放大内镜之外，诸如超放大内镜和共聚焦内镜之类的显微内镜也不断被研发出来。但是，并非所有内镜医生都有条件使用放大内镜和显微内镜。可以说，肠癌的内镜浸润深度的诊断分析是基于常规观察的。本章节将就常规观察下（含靛胭脂染色）SM 高度浸润的内镜所见进行概述。

2 常规内镜观察的 SM 高度浸润癌所见

常规观察下 SM 高度浸润所见汇总于表 1。除了隆起型病变中所具有的紧满感、凹凸不整、表面粗糙、皱襞集中、黏膜牵拉以外，浅表型病变还具有凹陷内隆起、凹陷内不平整、深凹陷、平台样隆起、空气变形反应消失、易出血、非肿瘤性隆起、LST-G 病变伴凹陷等 SM 高度浸润所见。由此可见，SM 高度浸润所见在浅表型病变中更加多样。

表1 常规观察 SM 高度浸润所见

肉眼形态	SM 深部浸润所见
隆起型	紧满感，凹凸不整，表面粗糙，皱襞集中，黏膜牵拉
浅表型	紧满感，凹凸不整，表面粗糙，皱襞集中，黏膜牵拉，凹陷内隆起，凹陷内不平整，深凹陷，平台样隆起，空气变形反应消失，易出血，非肿瘤性隆起，LST-G 病变伴凹陷

LST-G：LST 颗粒型。

Q1 隆起型与浅表型病变诊断时需注意什么？

A1 浅表型具有丰富的 SM 高度浸润表现，隆起型具有伸展不良的表现

由于浅表型比隆起型病变在 SM 高度浸润时表现更丰富，因此对于病变整体形态、表面性状、凹陷内部性状、边缘等细节部分均需多加注意。由于隆起较高的 T1b 癌即使充分注气过度伸展，肉眼形态改变也不明显，故需注意不要低估病变本身伸展不良的表现。

3 各种表现的内镜所见

以下是 SM 高度浸润表现的解说及内镜图像的呈现。

1）紧满感（图 1，图 2）

病变表面平滑具有光泽，且呈膨胀性生长。这是由于黏膜内病变相对保留，同时浸润至 M、SM 的癌的量相对较多所致。

2）凹凸不整（图 3，图 4）

病变表面可见凹凸不整，靛胭脂染色后更加明显。

3）表面粗糙（图 5）

病变表面粗糙并且腺管结构破坏，伴有渗出物附着（◎），SM 深部浸润癌在表层露头时，就会出现这一表现。

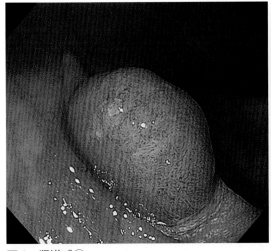

图 1　紧满感①
（部位：乙状结肠；浸润深度：SM，5540μm）

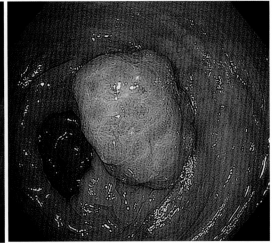

图 2　紧满感②
（部位：直肠；浸润深度：SS）

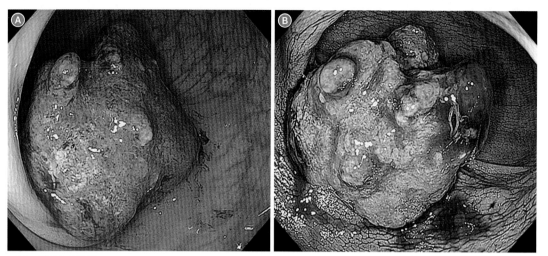

图3 凹凸不整① Ⓐ）常规观察（部位：乙状结肠；浸润深度：SM 8000μm）。Ⓑ）靛胭脂染色观察。

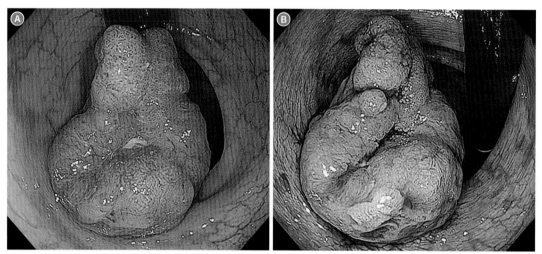

图4 凹凸不整② Ⓐ）常规观察（部位：乙状结肠；浸润深度：MP）。Ⓑ）靛胭脂染色观察。

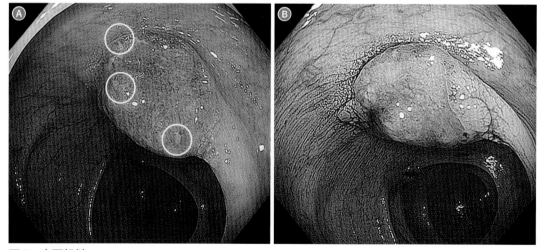

图5 表面粗糙 Ⓐ）常规观察（部位：降结肠；浸润深度：MP）。Ⓑ）靛胭脂染色观察。

4）皱襞集中（图6，图7）

皱襞集中是指在充分注气时，周边黏膜皱襞向病变集中的现象，反映浸润部纤维化导致的伸展不良。靛胭脂喷洒染色后皱襞集中变得更加清晰。浸润所致的皱襞集中应至少来自3个不同方向。

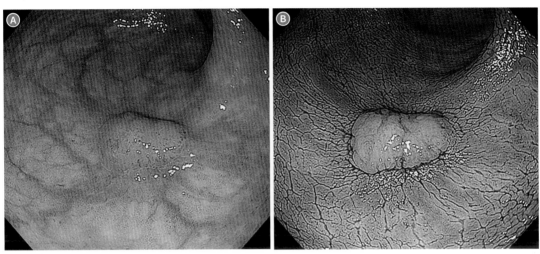

图6 皱襞集中①

Ⓐ）常规观察（部位：直肠 Rb；浸润深度：SM 2500μm）。Ⓑ）靛胭脂染色观察。

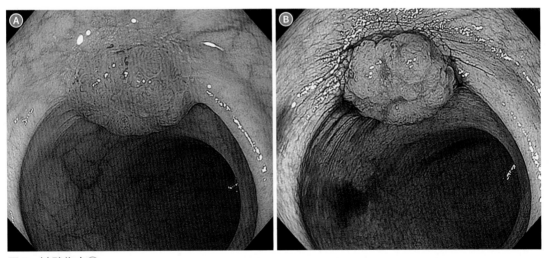

图7 皱襞集中②

Ⓐ）常规观察（部位：直肠 Rs；浸润深度：SS）。Ⓑ）靛胭脂染色观察。

Q2 生理性皱襞集中与肿瘤浸润所致的皱襞集中有何鉴别要点？

A2 充分送气伸展后仍可见皱襞集中残存，即考虑浸润所致的皱襞集中

充分送气后肠管伸展，多数生理性皱襞集中会变得不明显，但浸润性皱襞集中仍然可见。如前所述，对于来自 2 个方向的皱襞集中要慎重判断。

5）黏膜牵拉（图8，图9）

没有皱襞集中，但周边黏膜向病变部纠集的现象。

6）凹陷内隆起（图10）

凹陷型癌快速浸润、增大时会向上推举肿瘤，从而出现凹陷内隆起（⇨）。靛胭脂染色后凹陷处更明显。

7）凹陷内不平整（图11）

凹陷内不整但还未达到凹陷内隆起的程度。靛胭脂染色后可见明显的凹陷及凹凸改变（⇨）。

8）深凹陷（图12）

随着异型程度增加，癌有形成凹陷的倾向，SM 高度浸润会使凹陷加深。这种表现主要存在于隆起型病变中。

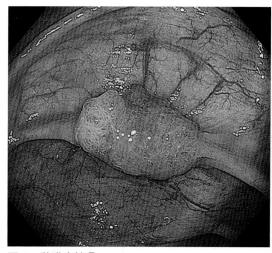

图8　**黏膜牵拉①**
（部位：盲肠；浸润深度：SM 4500μm）

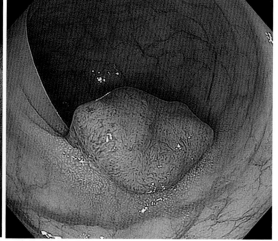

图9　**黏膜牵拉②**
（部位：乙状结肠；浸润深度：SM 8000μm）

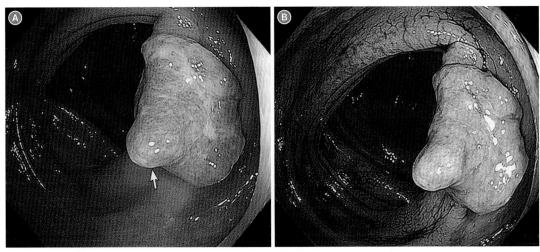

图10　凹陷内隆起　　**Ⓐ**）常规观察（部位：升结肠；浸润深度：SM 2800μm）。**Ⓑ**）靛胭脂染色观察。

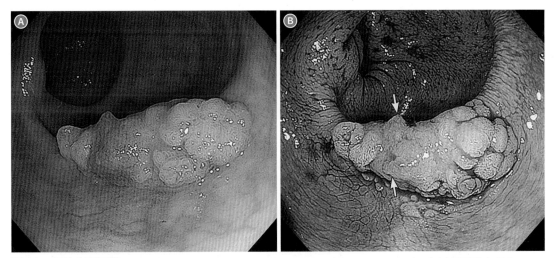

图11　凹陷内不平整　　**Ⓐ**）常规观察（部位：升结肠；浸润深度：SM 3000μm）。**Ⓑ**）靛胭脂染色观察。

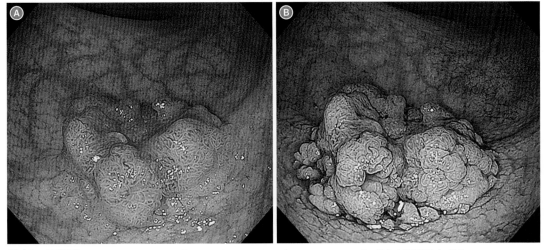

图12　深凹陷　　**Ⓐ**）常规观察（部位：直肠；浸润深度：SM 5000μm）。**Ⓑ**）靛胭脂染色观察。

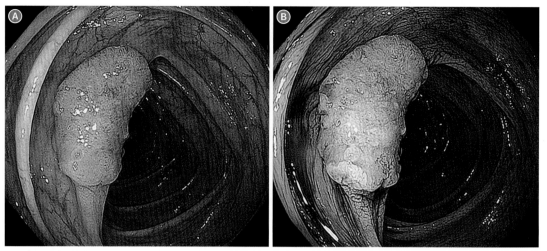

图13 平台样隆起

Ⓐ）常规观察（部位：升结肠；浸润深度：MP）。Ⓑ）靛胭脂染色观察。

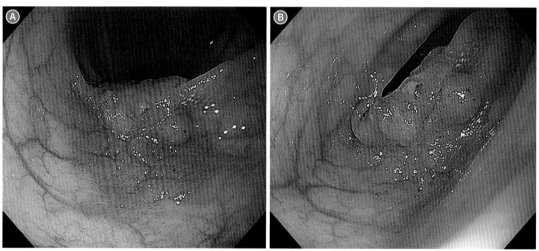

图14 空气变形反应消失

Ⓐ）常规观察（部位：乙状结肠；浸润深度：SM 3000μm）。Ⓑ）吸气后所见。

9）平台样隆起 (图13)

注入较多空气后非病变处伸展，但病变部位由于 SM 浸润难以伸展，相对呈平台样隆起。

10）空气变形反应消失 (图14)

病变的伸展性可通过空气量的增减来确认。空气变形反应消失是指 SM 高度浸润的病变较硬，即使减少空气量也难以使其发生形态改变。

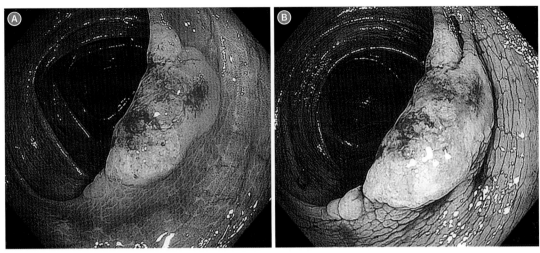

图15　易出血

Ⓐ）常规观察（部位：横结肠；浸润深度：SM 2800μm）。Ⓑ）靛胭脂染色观察。

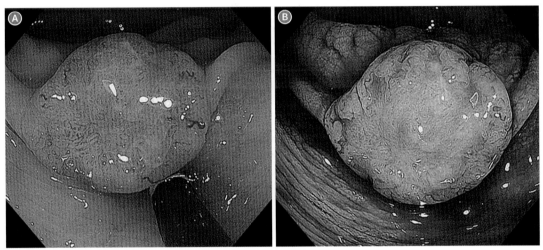

图16　非肿瘤性隆起

Ⓐ）常规观察（部位：降结肠；浸润深度：SM 3200μm）。Ⓑ）靛胭脂染色观察。

11）易出血（图15）

　　这是指病变受到内镜机械性接触刺激、注气操作等容易出血的情况。当 SM（T1）癌露头于表层时，黏膜变脆，容易出血。

12）非肿瘤性隆起（图16）

　　SM 高度浸润癌将病变边缘处的正常黏膜向上抬举。靛胭脂染色后边缘的性状更加清晰。

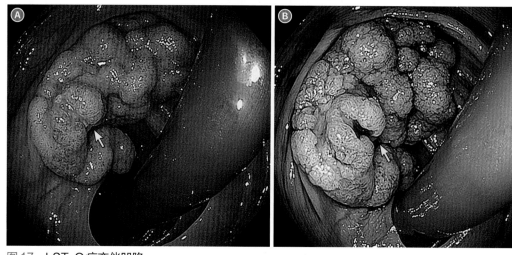

图 17　LST-G 病变伴凹陷

Ⓐ）常规观察（部位：升结肠；浸润深度：SM 6500μm）。Ⓑ）靛胭脂染色观察。

13）LST-G 病变伴凹陷 (图 17)

若 LST-G 的一部分出现 SM 浸润，则此处结节的黏膜纹理消失并出现凹陷。

4　染色内镜观察的优点

 Q3 靛胭脂染色是否必要？

A3 靛胭脂染色简便，且可获取病变表面性状及边缘所见等诸多信息，故很有必要

靛胭脂染色属于图像增强技术对比法中的一种。喷洒靛胭脂后，色素潴留于病变的沟及凹陷处，相比常规观察可使表面性状更清晰（图 3，图 4，图 10～图 12，图 17）。不单单是病变的表面性状，连皱襞集中及病变隆起等病变边缘所见也得以清晰观察（图 5～图 7，图 13，图 16）。现在一些操作者跳过靛胭脂染色直接进行 NBI 放大观察，但靛胭脂染色既简便又能获得大量信息，因此不建议省略。

5　进展期癌的鉴别

对溃疡局限型（2 型）、溃疡浸润型（3 型）的进展期肠癌的浸润深度判断相对

容易。2 型是较大的溃疡性病变，周边黏膜呈环堤样隆起（图 18）。3 型是指溃疡周围的癌，呈浸润性生长，与周边正常黏膜之间边界不清（图 19）。但是，临床上会遇到诸如表面结构保留而浸润至 MP 以下的病变、与主病变呈分离浸润的非连续浸润性病变、具有早癌肉眼形态而实际浸润至 MP 的病变，这些病变难以与 T1 癌进行鉴别。此时，追加 EUS 及灌肠 X 线造影就有助于鉴别诊断。

小结

近年来，在肠癌浸润深度诊断中，放大内镜和超放大内镜的普及使它们成为研

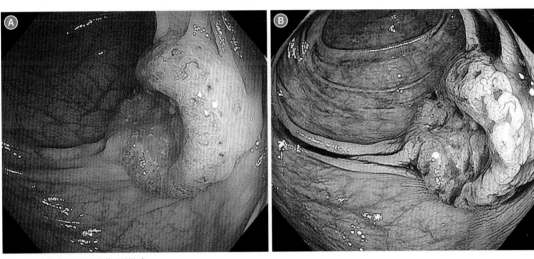

图 18　溃疡局限型进展期癌

Ⓐ）常规观察（部位：横结肠；浸润深度：SS）。Ⓑ）靛胭脂染色观察。

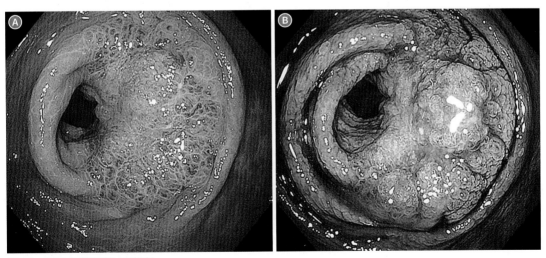

图 19　溃疡浸润型进展期癌

Ⓐ）常规观察（部位：直肠 Ra；浸润深度：SE）。Ⓑ）靛胭脂染色观察。

究讨论的热点。但是，由于肠癌的浸润深度诊断是基于包含染色观察在内的常规观察，因此建议熟练掌握。

参考文献

[1]「大腸癌治療ガイドライン：医師用 2019 年版」（大腸癌研究会 / 編），金原出版，2019.
[2] 斉藤裕輔，他：通常内視鏡による大腸 sm 癌垂直浸潤距離 1,000μm の診断精度と浸潤所見　大腸癌研究会「内視鏡摘除の適応」プロジェクト研究班結果報告. 胃と腸，40：1855-1858，2005.
[3] 佐野村 誠，他：早期大腸癌の深達度診断—通常内視鏡診断. 胃と腸，50：664-675，2015.
[4] 野田哲裕，他：早期癌深達度診断のストラテジー 通常診断重視の立場から. 消化器内視鏡，25：1196-1203，2013.
[5] 河野弘志，他：早期大腸癌の精密画像診断 通常内視鏡による診断. 胃と腸，45：801-809，2010.

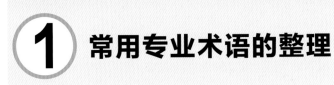

第4章 放大内镜诊断

1 常用专业术语的整理

樫田博史

1 pit pattern 分型

工藤教授早在 1990 年就提出了 pit pattern 的 6 种分型，分别是Ⅰ、Ⅱ、Ⅲs、ⅢL、Ⅳ、Ⅴ型。当初是通过实体显微镜观察所得，随着放大内镜的出现，pit pattern 分型迅速普及（图 1）。

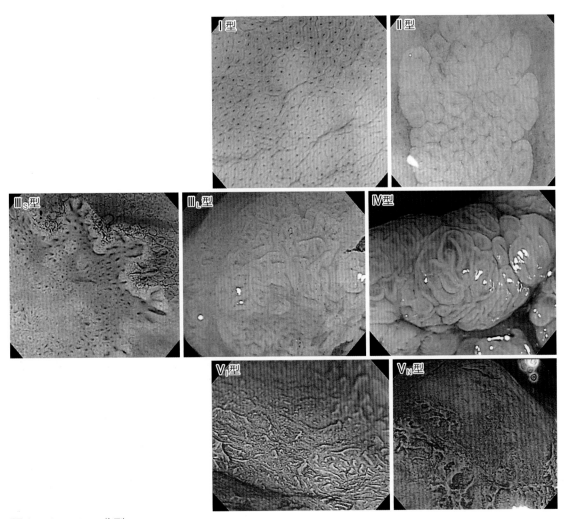

图 1 pit pattern 分型

第4章 放大内镜诊断

- Ⅰ型：类圆形的 pit，多见于正常黏膜，也可见于 SMT 表面及炎性息肉中。
- Ⅱ型：相比正常较大的星芒状的 pit，增生性息肉基本多呈现此 pit。
- Ⅲ~S~型：比较小的类圆形的 pit 结构，S 是 small、short 的意思。此型是凹陷性病变（0-Ⅱc）的特征性 pit pattern。病理组织学对应的是从表面到黏膜肌层延伸的、分支较少的全层性直腺管。
- Ⅲ~L~型：细长的 pit 结构，L 是 long、linear、large 的意思。最常见于隆起型或浅表隆起型腺瘤，病理组织学对应的是管状腺瘤。
- Ⅳ型：分支状，脑回状，绒毛状结构，多见于较大的隆起型息肉及 LST 中，病理组织学多见于管状绒毛状腺瘤及绒毛状腺瘤中。
- Ⅴ型：为癌的 pit，关于其亚分类的制订过程漫长曲折，最终确立了 Ⅴ~I~ 型（不规整）、Ⅴ~N~ 型（无构造）2 个亚分类，后面会对此进行详细阐述。

Q1 小型 Ⅲ~L~ 型是怎样的 pit 结构？

A1 Ⅲ~L~ 型 pit 中央处更小的、椭圆形的 pit 结构

　　Ⅲ~L~ 型是指细长型 pit，但"细长"是一个主观描述，并没有明确定义。实际的 Ⅲ~L~ 型 pit 长短不一，在同一病变内也并不均一。日本秋田日赤医院曾经报道其具有 8 种亚型，其中之一称作 gradation type，即病变中央处的 pit 较小、近圆形结构，而向边缘方向逐渐变得细长，呈菊花模样（图 2）。中心的 pit 类似于 Ⅲ~S~ 型 pit，但会向常规 Ⅲ~L~ 型 pit 处逐渐过渡变化，两者间没有明确边界，区域性也不明显，因此不能称为"Ⅲ~L~+Ⅲ~S~ 型 pit"，而默认为"全体均为 Ⅲ~L~ 型 pit pattern，中央处的 pit 是小型 Ⅲ~L~ 型"。"小型 Ⅲ~L~ 型"通常见于 0-Ⅱa+dep 及 LST 伪凹陷型病变（LST-NG-PD）的中心处（图 3）。乍看之下，两者的中央部分都是凹陷的，它们的共同点是不具有明显高低差的凹陷面。另一方面，0-Ⅱa+Ⅱc 病变存在具有明显高度差的凹陷面，凹陷面的 pit pattern 呈现 Ⅲ~S~ 型及 Ⅴ 型结构。

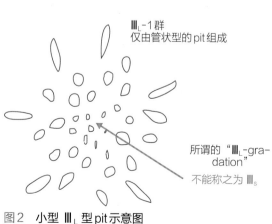

Ⅲ~L~-1 群
仅由管状型的 pit 组成

所谓的"Ⅲ~L~-gra-dation"
不能称之为 Ⅲ~S~

图2　小型 Ⅲ~L~ 型 pit 示意图

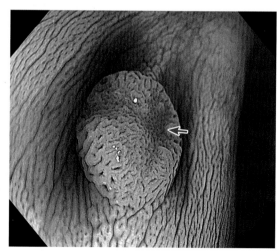

图3　小型Ⅲ~L~ 型 pit 病例

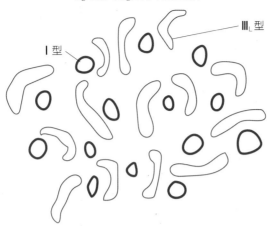

ⅢL-2群（ⅢL型与Ⅰ型组成）

Ⅰ型 ———— ⅢL型

图4　ⅢL与Ⅰ型pit混合存在的示意图

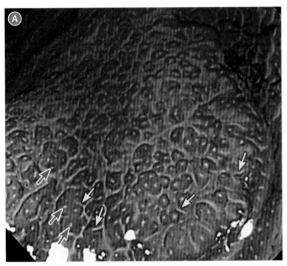

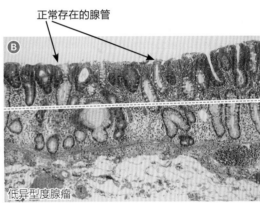

正常存在的腺管

低异型度腺瘤

图5　ⅢL和Ⅰ型pit混合存在的实例及病理组织学对比

Ⓐ）结晶紫染色放大观察。⇨：ⅢL型pit；➤：Ⅰ型pit。

Ⓑ）该病例的EMR切除标本病理低倍镜观察：肿瘤腺管之间（黑色箭头）及深部（虚线以下）残留有正常腺管。

另外有许多病变的ⅢL型pit中混有圆形pit（图4）。在组织学上其实是肿瘤性腺管（ⅢL型pit）中残留有正常腺管（Ⅰ型pit）（图5）。这种类型多见于0-Ⅱa型及LST平坦隆起型病变（LST-NG-F）（图6）中，可以将其称为"ⅢL+Ⅰ型pit"，但通常简称为"ⅢL型pit"。当然，它不被称为"ⅢL+ⅢS型pit"。

2　V型pit pattern的定义与亚分类

2002年日本厚生劳动省资助的"关于阐明大肠肿瘤性病变腺管开口结构诊断学意义的研究班"——工藤班开始启动。2004年，旨在将V型pit pattern的亚分类统一

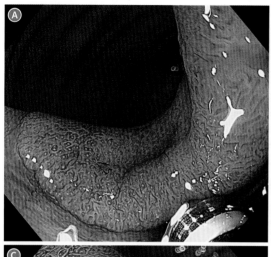
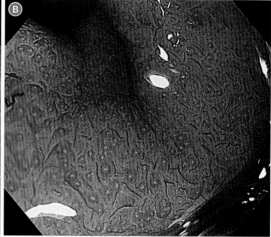
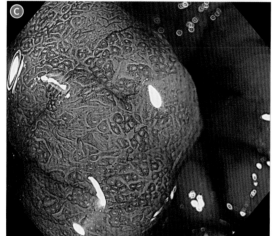

图6　Ⅲ_L 与Ⅰ型pit混合存在的病例

Ⓐ）LST-NG-F 结晶紫染色观察。

Ⓑ）同病变的放大观察。

Ⓒ）另一病例。虽然可见隆起，实际上是 LST-NG-F 的结晶紫染色图像。

的"箱根 pit pattern 学术研讨会"举办，会议最终一致认同将不规则腺管构造归为 V_I 型，明确含有无构造区域的归为 V_N 型（图 1）。并且一致认为将有 T1b 癌可能性、需要慎重对待的 V_I 型 pit 称为"V_I 型高度不规则"更为合适。相比仅将 V_N 型 pit 假定为 T1b 癌的标志，将 V_N 型 pit 及 V_I 型高度不规则均假定为 T1b 癌的标志更能提高诊断精确度。

Q2 V_I 型高度不规则中的各个表现权重如何，如何应用？

A2 没有全面统一的对比研究数据，但"内腔狭小""边缘不规则""轮廓不清晰""染色性低下"等表现有助于 T1b 癌的诊断

　　工藤班研讨会规定："如果出现内腔狭小、边缘不规则、轮廓不清晰、表层被覆上皮着色不良或消失、scratch sign 等，则诊断为 V_I 型高度不规则。"（图 7）昭和大学横滨市北部医院将 V_I 型中的"腺管密集""异常分支""内腔狭小""边缘不规则"几种表现与浸润

深度之间的关系进行研究，发现"异常分支"在所有 T1 癌中出现频率很高，故鉴别诊断价值不大。与 T1b 癌诊断相关的比值比从大到小按"边缘不规则""内腔狭小""异常分支"和"腺管密集"的顺序排列，比值比较大的前两者被作为 V_I 高度不规则的评估指标。

久留米大学的研究小组将 V_I 型分为"轮廓清晰"和"轮廓不清晰"，并认为对 T1b 癌的诊断很有帮助。新潟大学研究小组将 pit 间的区域称为间质区域（stromal area，SA），通过比较其表层被覆上皮的染色状态（SA pattern）和组织构筑图像，提出 SA pattern 可以较好地反映组织构筑图像这一观点。到目前为止，SA pattern 的分类有所变化，但大致可分为：A 型：染色性存在；B 型：染色性低下；C 型：染色性消失。其中 B 型和 C 型是评估 T1b 癌的良好指标。Scratch sign 这一术语很早之前就存在，指的是类似于爪子搔刮留下的痕迹。最初，认为它仅存于包括 V_N 型 pit pattern 中，反映 T1 癌中巨大不规则腺管在表面露头的组织学表现，工藤研讨班会议后将其也纳入 V_I 型高度不规则中。

这些所见是参会多个机构的研究内容的汇总，尽管每个机构都有各自的研究数据，但没有全面统一的比较研究，因此还缺乏将这些所见赋以权重或进行运用的方法。另外，癌症中心研究小组的 V_I invasive pattern 与 non-invasive pattern 将 V_I 型 pit 的区域性也考虑了进来。

Q3 V_I 型轻度不规则与高度不规则、V_I 型高度不规则与 V_N 型的鉴别要点是什么？

A3 V_I 型轻度不规则与高度不规则的区别在于能否追踪每个 pit 的边界与内腔结构，V_I 型高度不规则与 V_N 型的区别在于是否存在无结构区域

明显的大小不同、排列紊乱、呈非对称性结构的 pit pattern 被称为 V_I 型 pit pattern。其中每个 pit 边界清晰可循、内腔明显可见的归为 V_I 型轻度不规则，边界不清晰、内腔难以辨认的归为高度不规则。

pit 几乎不可见而呈现为无结构区域时诊断为 V_N 型 pit pattern。但是，在表面有难以除去的渗出物遮盖时要谨慎判断。真正的 V_N 型 pit pattern 周边很少出现 III_L 型及 IV 型 pit，而有较多的 V_I 型 pit pattern，且呈连续性分布。

Q4 如何准确使用靛胭脂及结晶紫染色？

A4 发现病变时，用靛胭脂观察边界和形态；怀疑是 V 型 pit pattern 时，再用结晶紫详细观察。

由于靛胭脂喷洒后会从高处流下而积聚在低处，因此可用于观察病变整体的边界及形态、有无凹陷以及表面是否不规则。结晶紫染色非常适用于 pit pattern 的精密诊断，但它无法反映出病变的凹凸关系，故不适合于病变整体形态的诊断，并且染色需要一定的时间和精力。

因此常规观察发现病变时，首先通过靛胭脂染色观察病变的边界和形状，再进行放大观察。若明确为 II~IV 型的 pit pattern，则可结束检查；若怀疑是 V 型，则最好加做结晶紫染色细致观察并进行亚分类。

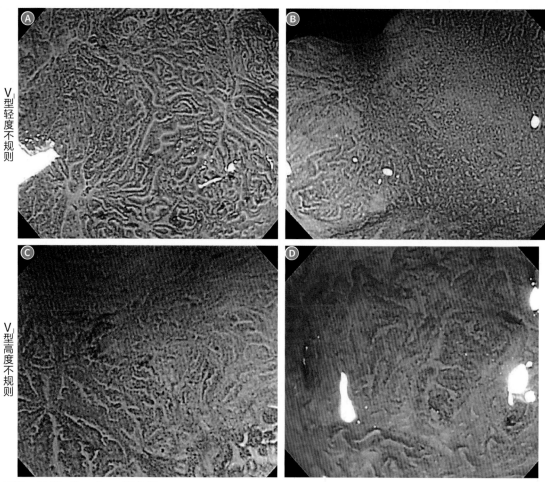

图7　V_I型 pit pattern 亚分类

（Ⓐ，Ⓑ）V_I型轻度不规则（V_I-low）。（Ⓒ，Ⓓ）是 V_I型高度不规则（V_I-high）。

📖 参考文献

[1]「早期大腸癌—平坦・陥凹型へのアプローチ」（工藤進英／著），医学書院，1993.

[2] 今井　靖，他：座談会—V型 pit pattern 診断の臨床的意義と問題点．早期大腸癌，5：595–613，2001.

[3] 工藤進英，他：臨床からみた大腸腫瘍の pit pattern 診断．胃と腸，31：1313–1323，1996.

[4] 工藤進英，他：大腸腫瘍に対する拡大内視鏡観察と深達度診断—箱根シンポジウムにおけるV型亜分類の合意．胃と腸，39：747–752，2004.

[5] 樫田博史，他：拡大観察による大腸 sm 癌の深達度診断．消化器内視鏡，18：293–301，2006.

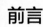 肿瘤与非肿瘤的鉴别诊断

山野泰穗

前言

内镜下诊断首先是存在性诊断，其次是对存在的病变进行肿瘤与非肿瘤的鉴别。肿瘤又可分为上皮性肿瘤和非上皮性肿瘤，由于**放大内镜主要观察到的是上皮的变化**，因此本章节主要就上皮性肿瘤进行说明。

1　肿瘤还是非肿瘤？

借助内镜鉴别诊断肿瘤与非肿瘤前，需要思考什么是肿瘤。

传统定义认为"肿瘤是由细胞在体内不受控制地过度生长而形成的组织块"。肿瘤大致分为良性肿瘤和恶性肿瘤。

恶性肿瘤被定义为"能向周围组织浸润或能发生转移的肿瘤"，良性肿瘤定义为"能够异常增殖但不具有侵袭能力，仅在生发部位增殖生长的肿瘤"。换句话说，恶性肿瘤在细胞异常增殖的同时会破坏周围环境并导致扩散，而良性肿瘤则不具备这种特征。

表1　大肠病变的分类

	上皮性	非上皮性
肿瘤	大肠癌 大肠腺瘤 SSA/P，TSA	恶性淋巴瘤 转移性肿瘤 GIST 神经内分泌肿瘤 颗粒细胞瘤 脂肪瘤等
非肿瘤	增生性息肉 幼年性息肉 Peutz-Jeghers 型息肉 炎性息肉 CMSEP 等	炎性纤维性息肉 炎性肌腺管性息肉 黏膜脱垂综合征 (polypoid) 帽状息肉 MLP 大肠气囊肿病（PCI）等

CMSEP：结肠黏膜 – 黏膜下拉长型息肉。

那么什么又是非肿瘤？非肿瘤是指"在体内受到调控不会过度增殖的组织块"，包括增生性病变、错构瘤及炎性病变。

肿瘤与非肿瘤、上皮性与非上皮性病变的分类及各自的代表性疾病见表1。笔者在日常结肠镜诊疗过程中**最常遇到的是肿瘤性上皮性病变**，即癌与腺瘤。

2 肿瘤与非肿瘤 pit pattern/NBI 的相互关系

pit 是指肠黏膜上单个腺管的开口部，pit pattern 则是指腺管开口的集合体。但是具有脑回状结构的绒毛腺瘤及 T1b 癌等呈现的内镜下表现准确地说不单单是腺管的开口，此时的 pit pattern 应该考虑为表面微细结构更为合适。正常黏膜到各种病变都具有不同特征的 pit pattern，pit pattern 虽然在常规观察下也可辨认，但在靛胭脂等色素的染色下更加清晰可见。

NBI 是利用 2 种窄带光对反映间质中血管构造及腺管开口的表面微细结构进行观察的技术，充分理解 pit pattern 可加深对后者的认识。

围绕上述两种诊断体系，历史上提出了较多的分类：目前 pit pattern 的代表是工藤 – 鹤田分类；NBI 的代表则是 JNET 分类（Japan NBI Expert Team）。

上述两种分类在其他章节（第 4 章①，第 5 章①）均有介绍。pit pattern 分类中 Ⅰ 型是正常黏膜，Ⅱ 型为对应于增生性病变的非肿瘤性病变，Ⅲ ~ Ⅴ型则对应于肿瘤性病变。而 JNET 分类中的 Type 1 相当于正常、增生性病变或 SSA/P 等非肿瘤性病变，Type 2（A，B）、Type 3 则对应于肿瘤性病变。

对于肿瘤与非肿瘤的正确诊断率，pit pattern 分类达到 96% ~ 98%，NBI 分类也有 95%，几乎与病理诊断一致。可以说，将它们称为"虚拟活检"一点儿也不为过。

3 肿瘤与非肿瘤的鉴别技巧（图1，图2）

如前所述，由于放大内镜下肿瘤及非肿瘤的正确诊断率相当高，往往会给人带来一种"只要套用分类方案，无论是谁都能轻松诊断"的感觉，事实上对于初学者来说这是相当困难的。关于肿瘤与非肿瘤的鉴别要点列举如下。

1）把握病变整体范围及形态

古人云"只见树木，不见树林"，如果只拘泥于一棵树，而不顾构成树林主体的数目类型，则不能断言它为"某某"树林。放大内镜诊断也是如此，肿瘤即组织块（"树林"），如果仅看每个腺管开口部（"树木"）则无法作出判断。对于病变，要在把握其范围大小、病变内部凹凸等形态特征的基础上进行放大观察。

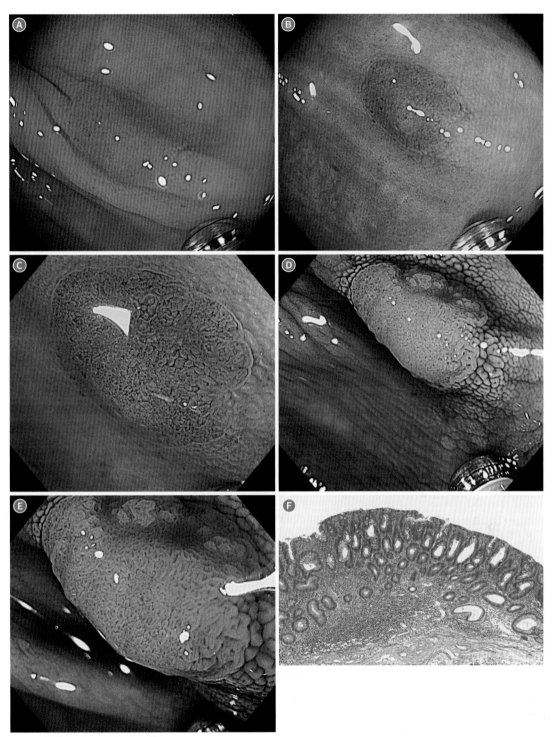

图1　肿瘤与非肿瘤的鉴别①

Ⓐ）乙状结肠处淡红色的平坦型病变。

Ⓑ）NBI 观察：可见与周边黏膜不同、具有一定区域性的病变。

Ⓒ）NBI 放大观察：可见规则的网格状的 vessel pattern 及规则的 surface pattern，故可判断病变为相当于 JNET 分类中 Type 2A 的腺瘤。

Ⓓ）靛胭脂染色后病变范围更清晰，判定为长径约 7mm、凹陷内无结节的浅表平坦型病变。

Ⓔ）放大观察：可见 ⅢL 型的 pit pattern，诊断为管状腺瘤。

Ⓕ）病理组织低倍镜图像。

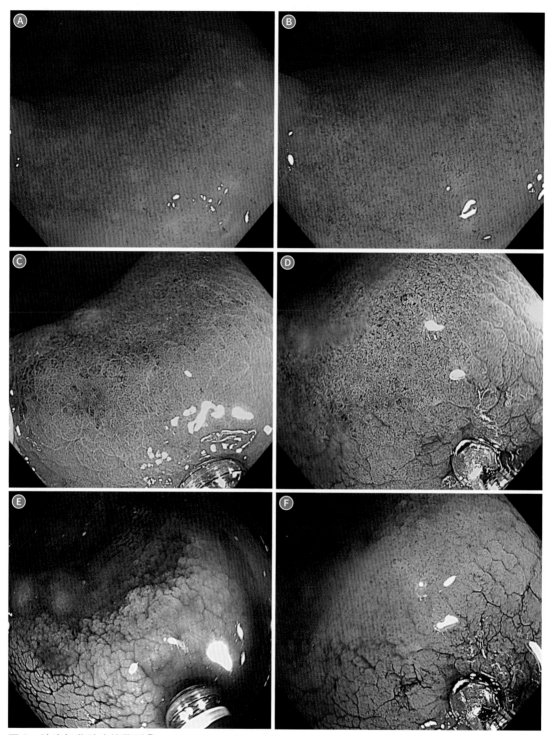

图2 肿瘤与非肿瘤的鉴别②

Ⓐ）直肠处可见一发红的平坦区域。Ⓑ）内部色调一致。

Ⓒ）NBI 观察：可见与周围黏膜明显不同的棕褐色区域（brownish area）。

Ⓓ）观察与正常黏膜的边界处，发现 vessel pattern 及 surface pattern 均与正常黏膜连续移行，无法判断病变的区域性。

Ⓔ）靛胭脂染色后仅可见轻微的凹陷。

Ⓕ）在边缘附近放大观察：可见周围黏膜的 I 型 pit pattern 逐渐模糊，窝间部色素难以积聚，据以上表现推断病变为非肿瘤性病变中的 MPS（黏膜脱垂综合征），经活检病理已证实。

2）以周围背景黏膜为参考

病变周边的背景黏膜，即正常黏膜的放大所见依照不同部位及炎症等影响多少会有些差异，因此对考虑为病变区域的边界部分的表现应多加注意。边界清晰往往提示肿瘤性病变，若放大下观察不清晰、与正常黏膜相移行，则多为非肿瘤性病变或非上皮性病变。因此，从病变边界到中心（有时结合形态）的放大观察非常重要。

3）应用放大内镜分类是否相当于对病变进行肿瘤性的判断

如前述那样的放大内镜分类以肿瘤性病变为中心进行制订，这是因为肿瘤性病变与生存预后密切相关，具有很高的医学价值。因此 pit pattern 分类中 8 项有 6 项、NBI 分类中 4 项有 3 项都涉及肿瘤性病变。在鉴别病变时，首先要判断是否符合肿瘤性病变的放大表现；若不符合，再考虑非肿瘤性病变的可能。

4）需考虑一些例外的表现

大多数病变可以通过上述概念及观察方法来判断，但除外转移性肿瘤和非上皮性肿瘤，因为这些病变不是起源于上皮的。个人认为，当内镜下所见无法与前述任一分类对应时，仍绞尽脑汁思考"内镜下所见是上皮受到何种病理生理学影响而导致的？"这类问题是很困难的。重要的是不要将所有放大内镜所见都强行塞入某一分类中，而是要顺其自然地顺应并接受这些放大所见。

4　锯齿状病变的处理

近年来，通过对既往认为非肿瘤性病变的增生性息肉进行基因学分析，认为其中一部分病变应认定为肿瘤性病变。此观点逐渐得到学界认可，且由这些病变癌变的研究论文也偶有报道。2010 年 WHO 将其分为 4 类：增生性息肉、传统型锯齿状腺瘤（TSA）、SSA/P 及 SSA/P 伴细胞异型增生。

Q1 增生性息肉与 SSA/P 的鉴别要点是什么？

A1 是否有黏液产生是一个鉴别要点

虽然锯齿状病变的特点是腺管内腔及腺管开口处均呈锯齿状构造，但增生性息肉与 SSA/P 的常规内镜所见还是有所不同。SSA/P 具有胃肠混合型黏液性状因而分泌较多的黏液，通常可见病变表面有难以冲去的黏液附着，常规观察可根据这一点进行鉴别。

SSA/P 的病理组织学所见为伴有黏液的腺管呈圆柱状扩张、异常分支、腺管底部横向扩张（倒 T 形，L 形）等形态结构，这些也反映在放大内镜所见之中（参考第 8 章 ⑥）。

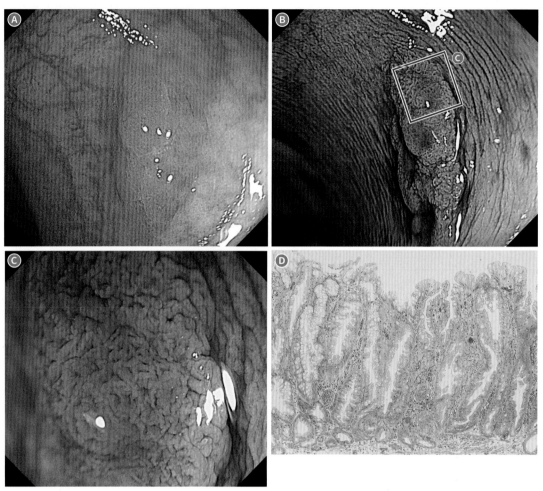

图3　1例增生性息肉

常规观察：**Ⓐ**）几乎与背景黏膜色调一致的平坦型病变，缺乏明确的区域性。靛胭脂喷洒染色：**Ⓑ**）可见一清晰的浅表平坦型病变。放大内镜观察：**Ⓒ**）可见 Ⅱ 型 pit pattern。病理组织学诊断：**Ⓓ**）增生性息肉（micro vesicular variant）。

SSA/P 具有锯齿状结构，且腺管口扩张并有黏液附着，呈现为 open-Ⅱ 型 pit pattern。但是需注意冲洗并除去黏液时可出现扩张的腺管口逐渐收缩及扩张与收缩缓慢交替的情况。另外 open-Ⅱ 型 pit pattern 因附着的黏液提高了靛胭脂渗透能力而能够更清晰地被观察到。（图 3）。另外在 NBI 下可见扩张的腺管呈现黑点状（d-Ⅱ pit），同时可见到特征性扩张的血管（varicose microvascular vessel，VMV）。

 Q2 SSA/P 与 SSA/P 伴细胞异型增生的鉴别要点是什么？

A2 Ⅱ 型 pit 中出现其他 pit，提示 SSA/P 伴细胞异型增生

SSA/P 一般是由均一的 open-Ⅱ 型 pit pattern 或 Ⅱ 型样 pit 组成，但是当某些部位出现某些组织学变化时就可导致表面微细结构出现变化。一般呈现Ⅳ型及类似Ⅳ型结构并具有

一定区域性的情况，提示 SSA/P 伴细胞异型增生。另外，在锯齿状结构的背景中准确判断某些结构的不规则性是有一定难度的，但当出现不规则的 pit（V_1 型）时要想到癌的可能。当然出现这种表面结构异常往往也会伴有整体形态的隆起及凹陷、色调发红等表现（图4）。

5 最新的有关肿瘤与非肿瘤的鉴别诊断问题

如前所述，部分肿瘤性病变表层可见锯齿状结构，但表层以下却由不是锯齿状结构的腺瘤性腺管构成，这类病变称为腺瘤伴锯齿状改变（adenoma with serration）及浅表性锯齿状腺瘤（superficially serrated adenoma，SuSA）。这些病变的发现使得病理诊断标准及一些观念发生改变。

这些锯齿状病变在放大的内镜下呈现为 II 型 pit pattern 或相当于 JNET 分类中的 Type 1（非肿瘤），但当组织病理学诊断标准改变时，仅凭内镜对它们进行肿瘤性或非肿瘤性的区分就会变得困难。创立新的放大内镜下所见的分类标准，将会是将来发展的趋势。

参考文献

[1] Kudo S, et al：Colorectal tumours and pit pattern. J Clin Pathol, 47：880-885, 1994.

[2] Togashi K, et al：Use of Optimal Band Imaging for Discrimination of Neoplastic from Non-Neoplastic Small Polyps in Magnification Non-Dye Colonoscopy. Gastrointest. Endosc, 35：AB335, 2007.

[3] 「New Challenges in Gastrointestinal Endoscopy」（Niwa H, et al, eds），pp295-305, Springer, 2008.

[4] Sano Y, et al：Narrow-band imaging（NBI）magnifying endoscopic classification of colorectal tumors proposed by the Japan NBI Expert Team. Dig Endosc, 28：526-533, 2016.

[5] Kimura T, et al：A novel pit pattern identifies the precursor of colorectal cancer derived from sessile serrated adenoma. Am J Gastroenterol, 107：460-469, 2012.

[6] Hashimoto T, et al：Superficially serrated adenoma：a proposal for a novel subtype of colorectal serrated lesion. Mod Pathol, 31：1588-1598, 2018.

第 4 章 放大内镜诊断

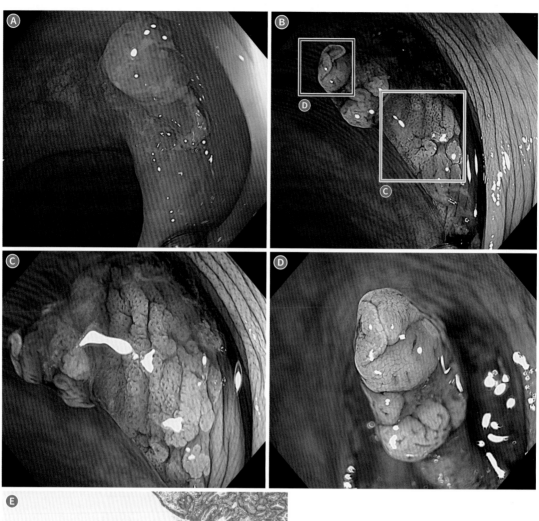

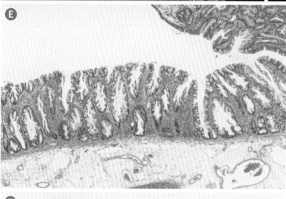

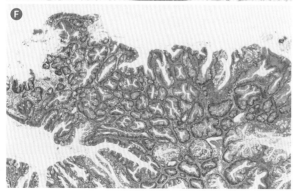

图4　1例SSA/P伴细胞异型增生

A）常规观察：可见与背景黏膜色调相同的区域性不明确的病变，伴有黏液附着。

B）靛胭脂染色观察：可见病变由平坦部分及隆起部分构成。

C）平坦部分的放大观察：可见一致的 open-Ⅱ 型 pit pattern。

D）隆起部分的放大观察：可见松塔样及管状 pit，窝间部可见微细的线形纹理。

E）病理组织学：可见平坦部分为锯齿状腺管，分支状且腺管底部扩张，诊断考虑 SSA/P。

F）隆起部分可见伴有间质水肿的乳头状、锯齿状结构，同时呈现为核异型的腺瘤样表现。

综上，最终诊断为 SSA/P 伴细胞异型增生。

③ 浸润深度诊断

田中寛人，浦冈俊夫

放大观察的技术要领

1）病变清洗的技巧

要想拍出教科书上那样漂亮的图片，第一个重要技巧就是**洗净病灶**。附着于表面的黏液难以用水洗净时，笔者所在医院通常将蛋白水解酶制剂（链霉蛋白酶 MS）溶于水进行清洗。

由于使用内镜注水装置（Water jet）冲洗水流过强，直面病灶冲洗时容易导致出血，故需要调整水流，并对准病灶周围黏膜冲洗，利用冲洗形成的水流就能洗净病灶且不会导致出血。同理，使用注射器清洗时也要把控好力度并利用冲洗周边形成的水流洗净病灶。

另外，冲洗后的水会在重力作用下积聚在低位，若病变也在此处时，后续的吸水操作容易导致病变出血。这时有必要通过改变体位使病变处在非积水侧或远离病变进行吸水等操作，以避免病灶出血。当遇到像 SSA/P 这样表面黏液牢牢附着的情况时，作为最后手段，可在无创喷洒管（NT–Tube）的外侧接一个 20mL 注射器，通过喷洒管头端直接抽吸黏液。

病变表面的黏液无法除净时，结晶紫染色的效果就不好，也就无法准确判断病变的浸润深度，因此务必力求清洗干净。

观察时间如果过久，则杯状细胞产生的黏液会重新覆盖表层，因此染色前的再次清洗、掌控好观察时间也很重要。

2）结晶紫染色的技巧

结晶紫染色采用逐步染色法：将染色剂通过无创喷洒管**一点点滴到**病变处，染色不足时再进行追加，这样就可得到高质量的内镜图片。一开始如果喷洒大量染色剂，则易出现"开弓没有回头箭"的情况，导致染色过浓而无法拍出高质量图片。另外，为了降低光线反射的干扰，可采用**水下观察**。

3）无创喷洒管的使用技巧

在放大观察时笔者会使用无创喷洒管（图 1）。这种喷洒管前端采用半球形设计，即使直接接触黏膜及病变也很难造成组织破坏及出血。通过喷洒管下压病变肛侧的正常黏膜可获得病变的正面观（图 2，第 2 章①）。

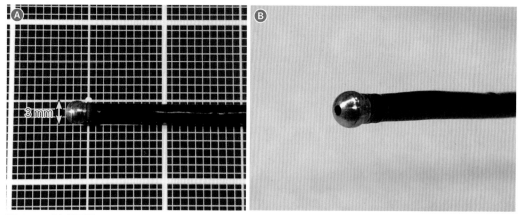

图1　无创喷洒管

Ⓐ）前端直径约 3mm，球形的前端可防止黏膜损伤。

Ⓑ）前端的小孔可进行色素喷洒及冲洗。

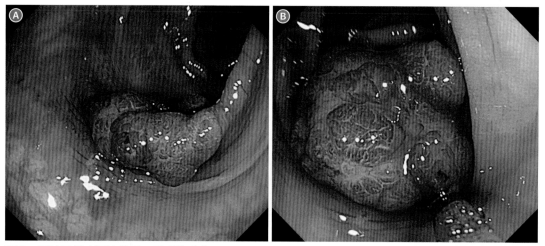

图2　通过无创喷洒管获得正面观的病变

Ⓐ）病变向皱襞内侧延伸，处于观察的切线方向。

Ⓑ）将无创喷洒管压住病变肛侧正常黏膜并调节喷洒管的距离，可获得病变的正面观。

　　另外，通过无创喷洒管抵压最大限度地减小肠管随呼吸运动的幅度，调节喷洒管长度及空气量使病变处在合适的位置，可得到准确对焦的图片。另外，在观察时由于内镜接触病变导致出血会使之后的观察变得困难，为了避免出血，尽量从**病变的肛侧**开始观察。一旦发生内镜接触性出血，之后不管如何冲洗都无法获得满意的染色效果，因此在操作时要慎之又慎（图3）。

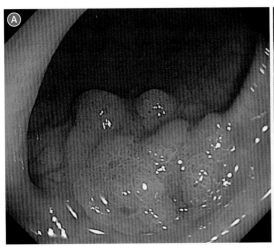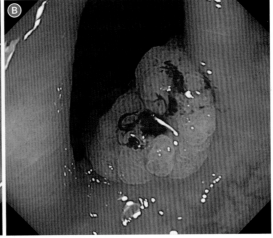

图3　内镜接触性出血

乙状结肠的 0- Is + IIa 病变。

Ⓑ 病变口侧可见扁平状延伸，为进一步确认而无意间接近病变时遇到肠管蠕动，内镜接触病变造成出血。

Q1　V_I 型高度不规则与 V_N 型（无结构区域）的区域性如何评估？

A1 区域性判断结合 pit 不规则有助于 T1b 癌的诊断

SM 深部浸润癌大多具有一定面积的浸润，因此在 pit 不规则的基础上加上区域性的诊断，可以更大概率地诊断出 T1b 癌。因此，部分机构将具有区域性的 V_I 型高度不规则及 V_N 型 pit 称为 invasive pattern，并将其作为一项指标进行应用。NPG（非息肉样生长）型病变具有 3mm 以上的区域性改变、PG（息肉样生长）型病变具有 6mm 以上区域性改变可诊断为 invasive pattern，即可作为 SM 高度浸润的诊断方法。无创喷洒管的前端直径约3mm，可作为区域大小的参考基准。

Q2　如何鉴别结晶紫染色不良、黏液附着与 V_N 型 pit pattern？

A2 pit 连续存在考虑 V_N 型，不连续考虑染色不良

肠黏膜隐窝中的杯状细胞会分泌黏液，紧密附着在病变上。放大观察时需要除去这些黏液。结晶紫染色虽然是对 pit 周围的上皮进行染色，但如果黏液残留上皮就难以着色，从而被误认为 V_N 型 pit pattern。

区别是真正的无结构还是黏液附着导致的染色不良，关键在于对该区域的周边情况进行观察。

T1 癌表面显露时不染区域周边存在连续的 V_I 型 pit（图 4），但伴有黏液附着的染色不良区域则与周围没有连续性（图 5）。

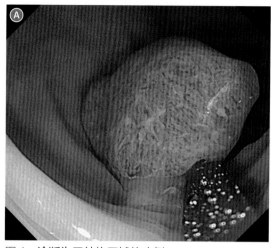
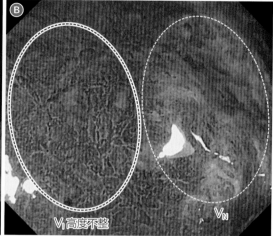

图4　诊断为无结构区域的病例

Ⓐ）0-Is 病变。

Ⓑ）结晶紫染色下可见右侧染色不良（红色虚线框），其左侧与V$_I$型高度不规则区域相连续。

在放大观察时，脑海中一定要有"此处病变对应了怎样的病理改变"这种观念。今后准备学习放大观察的年轻医生，不应仅满足于记住 pit pattern，还要将自己诊断的病变与病理标本进行比对确认。

 Q3 较大的病变，应以何处为中心进行放大观察？

A3 以 LST-G 的粗大结节处、LST-NG 的凹陷处为中心进行观察，但需注意 LST-NG 有多区域发生 SM 浸润的可能

对较大的 0-Is 病变进行整体观察通常比较困难，如果可能，需借助内镜反转等操作明确是否有异于周围的表面结构及凹陷面。但是，大型 0-Is 病变即使发生 SM 浸润也很少通过表面的 pit pattern 反映出来，这也给浸润深度诊断带来很大挑战。

另外，对大型 LST 进行全方位放大观察相当困难。因此需借助白光、靛胭脂染色、NBI 等手段来锁定病变中哪些部位的浸润深度可能较深。对 LST 浸润部位的研究表明应以 LST-G 的粗大结节部、LST-NG 的凹陷处为中心进行观察，但 LST-NG 有多区域发生 SM 浸润的可能，即使进行放大观察也有术前难以预测的 SM 轻度浸润的情况，因此最好的方法是经由 ESD 完整切除。

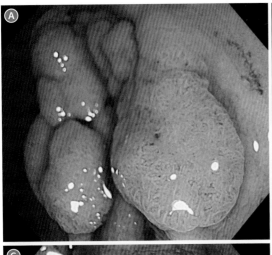

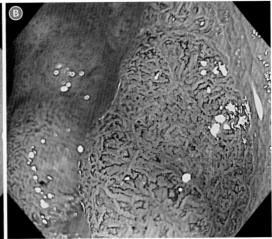

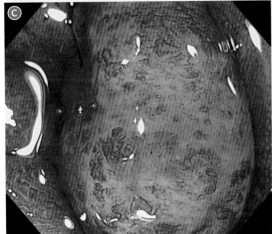

图5　诊断为染色不良的病例

Ⓐ ）病变口侧可见结节。

Ⓑ ）NBI 放大观察：可见不规则的 vessel pattern 及
surface pattern，诊断为 JNET Type 2B。

Ⓒ ）同位置的结晶紫染色放大观察：虽可见染色不良，但周
边 pit 规则，且未与染色不良区域相连续。

■ 参考文献

[1] Matsuda T, et al：Efficacy of the invasive ／ non-invasive pattern by magnifying chromoendoscopy to estimate
the depth of invasion of early colorectal neoplasms. Am J Gastroenterol, 103：2700-2706, 2008.

[2] 斎藤　豊，他：治療法選択からみた側方発育型大腸腫瘍（LST）の分類と意義 ESD の立場から. 胃
と腸，45：1001-1010，2010.

[3] Uraoka T, et al：Endoscopic indications for endoscopic mucosal resection of laterally spreading tumours in the
colorectum. Gut, 55：1592-1597, 2006.

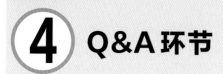

Q&A环节

佐野村 誠

Q1 链霉蛋白酶对于去除病变附着的黏液有用吗?

A1 将链霉蛋白酶溶于温水冲洗病变或浸泡病变都可去除黏液

为了防止肠管痉挛,建议将链霉蛋白酶颗粒溶于温水而非冷水中(图1)。

对于难以去除的黏液,可将病变浸泡于链霉蛋白酶温水溶液之中稍等片刻,病变表面的黏液就得以分解去除(图2)。

链霉蛋白酶的效果是在胃镜检查时溶解并去除胃内黏液。药理机制方面,本品属于蛋白分解酶制剂,可切断胃黏液中主要成分黏蛋白的肽键,从而溶解胃黏液并将其去除。

有较多研究表明,链霉蛋白酶在肠道肿瘤放大观察时也非常有用,特别适合用于结晶紫染色的前处理。

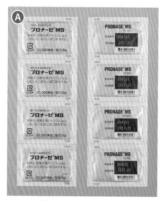
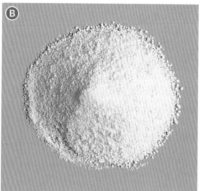

图1 链霉蛋白酶MS(图片提供:科研制药株式会社)

Ⓐ)链霉蛋白酶MS,热封包装(0.5g/包)。

Ⓑ)链霉蛋白酶MS(粉末)。

Q2 放大观察时有必要用到最高倍率吗?

A2 最高倍率尤其适用于V_I型 pit pattern 的诊断

对于结晶紫染色放大观察下的V_I型 pit pattern 轻度不规则与高度不规则的诊断,最高倍率放大必不可少。

另外,在 NBI 观察和靛胭脂染色观察中,按照非放大、弱放大、中倍放大和高倍放大(最高倍率)的顺序进行放大观察也很重要(图 3)。

对于伴有炎症的非肿瘤黏膜,仅使用最大变焦进行放大观察有时候会误判为肿瘤性 pit pattern,需引起注意(图 4)。

 Q3 双焦距(Dual focus)的优点及缺点是什么?

A3 可简便地进行近距离放大观察,但无法进行详细观察

双焦距功能通过一个按钮就可以切换到近距离放大观察,对焦也很容易(图 5,图 6)。

但是,要进行详细观察,最好是从弱放大到高倍放大连续地进行放大观察(图 7)。

第 **4** 章 放大内镜诊断

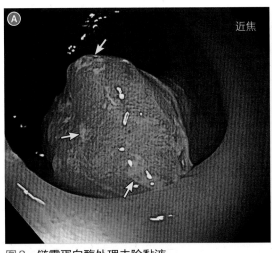
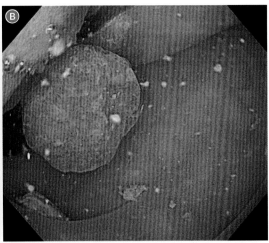

图2 链霉蛋白酶处理去除黏液

Ⓐ)大肠肿瘤表面附着水洗后仍然存在的黏液(⇦)。

Ⓑ)将病变浸泡于溶有链霉蛋白酶的温水中。

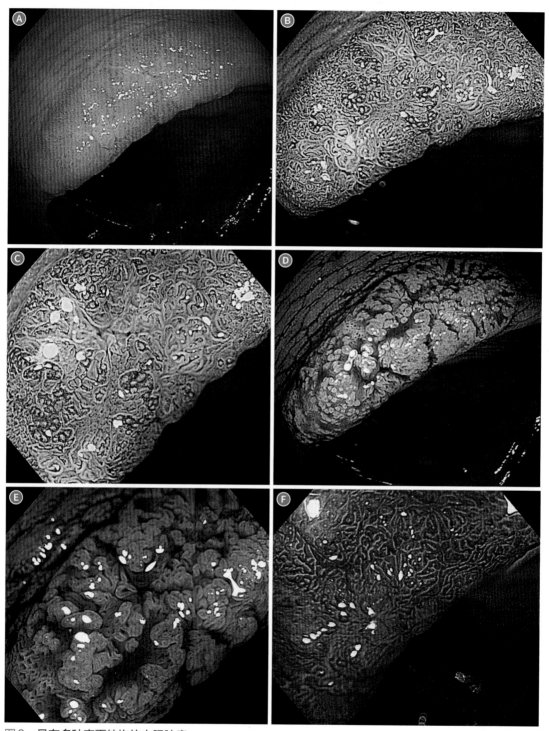

图3　具有多种表面结构的大肠肿瘤

Ⓐ）横结肠可见长径约 25mm 的 0-IIa（LST-NG）病变。

Ⓑ）NBI 弱放大观察可见病变内的 surface pattern。

Ⓒ）经由 NBI 观察的高倍放大（最高倍率），可对 surface pattern 和 vessel pattern 进行详细观察。

Ⓓ）靛胭脂染色后（非放大）可见形态各异的表面结构。

Ⓔ）靛靛胭脂染色的高倍放大模式（最高倍率）可详细观察到腺管开口部呈现大大小小的V_I型 pit。

Ⓕ）结晶紫染色放大观察 pit 未见边缘不规则、内腔狭小及轮廓不清晰，诊断为V_I型轻度不规则。

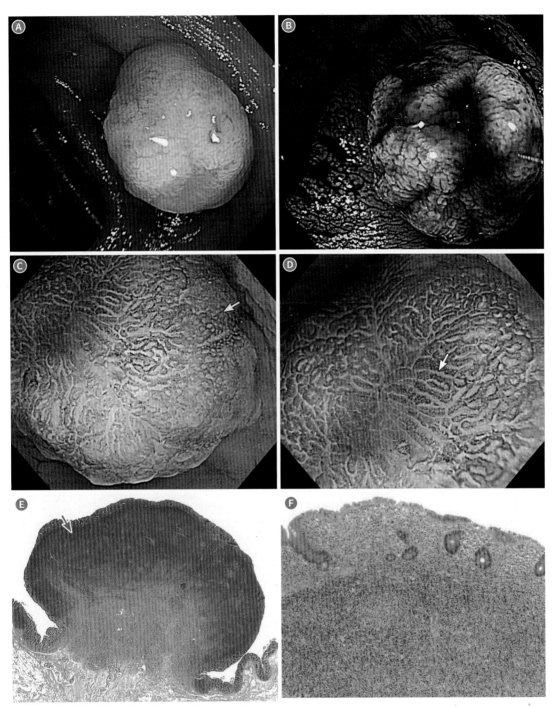

图4　与肿瘤性 pit 难以鉴别的良性淋巴滤泡性息肉

Ⓐ）升结肠可见长径约 15mm 的隆起型病变。

Ⓑ）靛胭脂染色观察：可见病变表面覆着非肿瘤性黏膜。

Ⓒ）浸水结晶紫染色的中放大观察：可见从病变隆起处的Ⅰ型 pit pattern（◁）开始就没有明显的边界，连续、逐渐地向顶部的 pit pattern 移行。

Ⓓ）顶部的结晶紫染色高倍放大（最高倍率）观察所见与肿瘤性 pit（◁）难以区分。

Ⓔ）切除标本的显微镜下观察：可见 SM（◄）聚集着无异型的淋巴细胞，诊断为良性淋巴滤泡性息肉。

Ⓕ）病变表层病理：可见固有层炎性细胞浸润，腺管排列较疏松，均提示再生修复性变化。正因如此，才导致其在结晶紫染色的高倍放大观察下难以与肿瘤性 pit 鉴别开来。

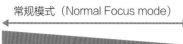

常规模式（Normal Focus mode）

7~100 mm（GIS）
9~100 mm（CS）

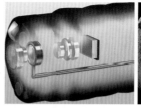
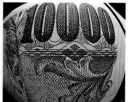

近焦模式（Near Focus mode）

3~7 mm（GIS）
4~9 mm（CS）

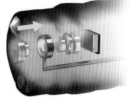
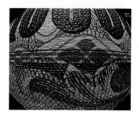

图5　Dual focus功能中的常规模式和近焦模式

EVIS LUCERA ELITE OLYMPUS CF-HQ290L/I搭配有双焦距（Dual focus）功能，常规模式及近焦模式可通过一键切换实现转换。

GIS：上消化道内镜检查；CS：结肠镜检查（图片提供：奥林巴斯公司）。

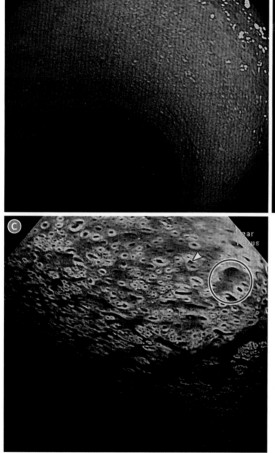

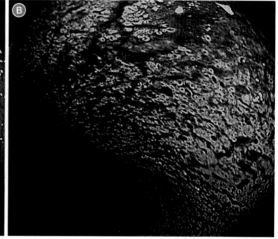

图6　溃疡性结肠炎的大肠黏膜观察

Ⓐ）常规观察：可见黏膜呈细颗粒状，上有小黄斑。

Ⓑ）靛胭脂染色观察：可见黏膜粗糙，但腺管开口等细节无法观察到。

Ⓒ）采用Dual focus功能中的常规模式观察：可见扩大的腺管开口部（▷）及微小的凹陷（〇）。

Q4 常规观察所见与放大观察诊断存在争议时，应该看重哪个？

A4 结合反映病理组织的大肠肿瘤的形态学特征进行综合判断

在理解 T1b 癌的常规观察所见的基础（表 1，表 2）上，放大内镜与常规内镜存在诊断差异的情况下，应对比肿瘤的形态学特征及病理组织学特征，综合判断病变深度（图 8，图 9）。

Ⓐ 近焦模式下 NBI 观察

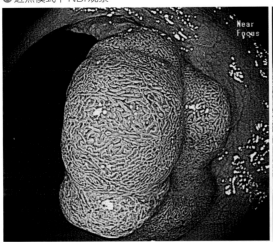

Ⓑ 高倍放大（最高倍率）下 NBI 观察

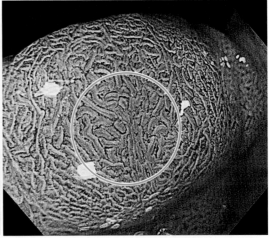

Ⓒ 近焦模式下靛胭脂染色观察

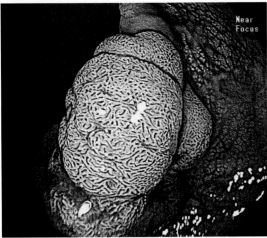

Ⓓ 高倍放大（最高倍率）下靛胭脂染色观察

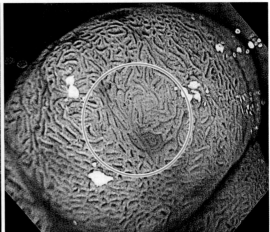

图 7　近焦模式与高倍放大（最高倍率）在大肠肿瘤观察方面的对比

Ⓐ）可见规则的 surface pattern 及 vessel pattern。

Ⓑ）图像中央处的 surface pattern 轻度不规则（○）。

Ⓒ）可见Ⅲ_L 型 pit pattern，提示管状腺瘤。

Ⓓ）在画面中央观察到的 pit 相比典型的Ⅲ_L 型 pit pattern 稍显不规则（○），提示可能存在管状腺癌。切除标本的病理确认该部分为高分化型管状腺癌。管状腺瘤内腺癌（tub1），pTis，Ly0，V0。

表1　隆起型T1b癌所对应的内镜所见

内镜所见	P 值
肿瘤整体观	
紧满感	0.0369
内镜下的僵硬感	0.0001
凹凸不整	0.0192
肿瘤的表面性状	
粗糙	0.0235
肿瘤周边的性状	
皱襞集中	0.0111
黏膜牵拉	0.0004
弧的硬化	0.0028

根据 Mann-Whitney U test 进行单变量检验。

表2　浅表型T1b癌所对应的内镜所见

内镜所见	P 值
肿瘤整体观	
紧满感	< 0.0001
内镜下的僵硬感	< 0.0001
凹凸不整	0.0458
肿瘤的表面性状	
凹陷内隆起	0.0063
凹陷内凹凸	0.0409
粗糙	< 0.0001
明显发红	< 0.0001
肿瘤周边的性状	
皱襞集中	0.0087
黏膜牵拉	0.0052
弧的硬化	0.0331
平台样隆起	0.0037
内镜操作技巧层面	
空气变形反应消失	0.0003
易出血性	0.0381

根据 Mann-Whitney U test 进行单变量检验。

 要点

图 8 所示的 LST-NG 中，皱褶集中的表现不能作为浸润深度的指标，这点需要注意。

图 9 所示的隆起型肿瘤，在保持表面构造的情况下仍有 SM 高度浸润的可能，需引起注意。

参考文献

[1] プロナーゼ MS 添付文書. 科研製薬.

[2] 冨樫一智，他：大腸病変の拡大観察における粘液除去剤（プロナーゼ）の使用経験. 日大腸検会誌，14：173–176，1997.

[3] 斉藤裕輔，他：通常内視鏡による大腸 sm 癌垂直浸潤距離 1,000μm の診断精度と浸潤所見　大腸癌研究会「内視鏡摘除の適応」プロジェクト研究班結果報告. 胃と腸，40：1855–1858，2005.

[4] 斉藤裕輔，他：通常内視鏡による深達度診断：治療法選択のための深達度診断に有用な通常内視鏡検査所見.「症例で身につける消化器内視鏡シリーズ　大腸 EMR・ESD 改訂版」（田中信治 / 編），羊土社，pp24–29，2014.

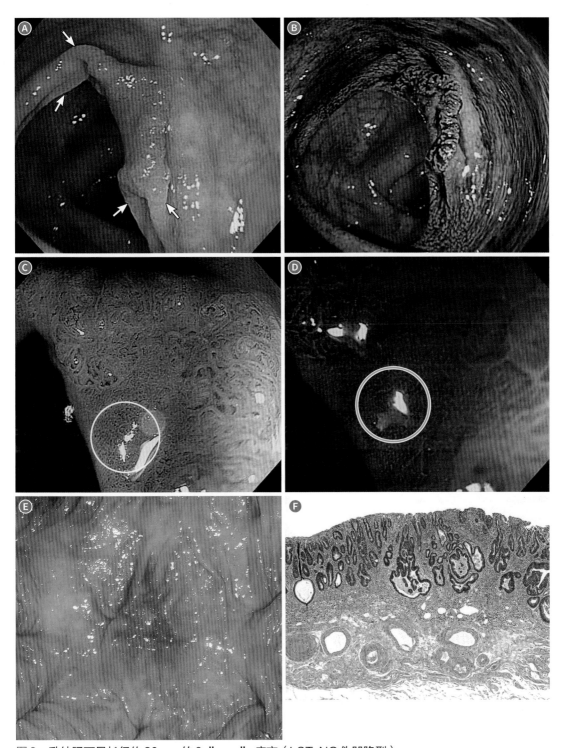

图8 升结肠可见长径约20mm的0-Ⅱa + Ⅱc病变（LST-NG伪凹陷型）

Ⓐ）常规观察：可见 4 个不同方向的皱襞集中（◁），考虑为 T1b 癌的可能性比较大。

Ⓑ）靛胭脂染色观察：虽可见皱襞集中，但未见凹陷内隆起及凹陷内不规则。

Ⓒ）NBI 放大观察：凹陷处诊断为 JNET Type 2B，虽然可见轻度不规则的 surface pattern 及 vessel pattern（◎），
但未见血管口径不一及血管增粗。

Ⓓ）结晶紫染色放大观察：可见凹陷处呈Ⅴ_I型轻度不规则的 pit pattern（○），根据放大所见考虑为 Tis 癌或 T1a 癌。

Ⓔ）新鲜切除标本：可见皱襞向病变集中。

Ⓕ）病理组织学：可见高分化腺癌向 SM 多区域轻度浸润，伴 SM 高度纤维化，腺癌（tub1），pT1a（SM 500μm），
Ly0，V0，BD 1。

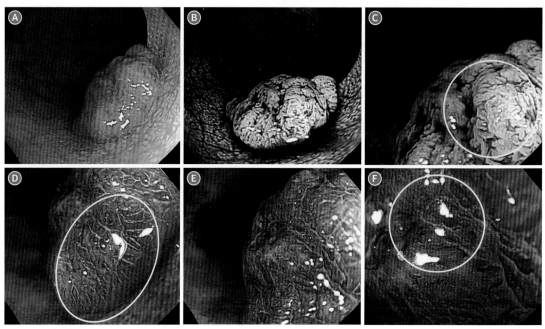

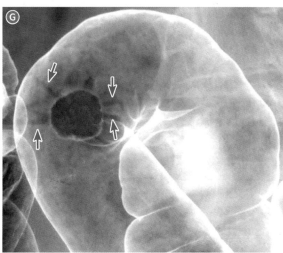

图9　乙状结肠可见长径约18mm的0-Is病变

Ⓐ，Ⓑ）常规观察及靛胭脂染色观察：病变僵硬，表面呈结节状。

Ⓒ）靛胭脂染色后放大观察：可见Vᵢ型pit pattern（◎），肿瘤表面结构相对保留。

Ⓓ～Ⓕ）结晶紫染色后放大观察：可见 Vᵢ型高度不规则的 pit pattern（Ⓓ、Ⓕ ◎）。

Ⓖ）灌肠 X 线造影：可见朝向病变的皱襞集中（➤），诊断为 T1b 癌。

Ⓗ）切除标本光镜下：可见肿瘤表面为高分化管状腺癌且已向 SM 深部浸润。腺癌（tub1），pT1b（SM 4200μm），Ly0，V0，BD 1。

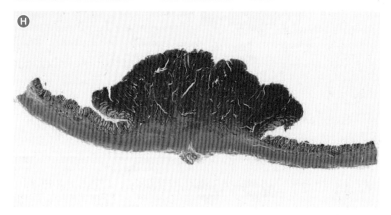

1 常用术语的整理

住元　旭，田中信治

1 NICE 分类的定义、优点及缺点

NICE（NBI International Colorectal Endoscopic，NBI 国际结直肠内镜）分类是 2009 年由 CTNIG（Colon Tumor NBI Interest Group，结肠肿瘤 NBI 研究小组）提出的大肠 NBI 所见的国际分类（欧美分类）（表 1）。依据色调（color）、血管（vessels）、表面结构（surface pattern）为指标分为 3 种类型：Type 1 是增生性息肉及 SSP 等非肿瘤病变，Type 3 是 T1b 癌，Type 2 代表除此之外的组织类型。放大内镜、非放大内镜均可参照。另外，Type 1 和 Type 3 对各自的预测组织型具有较高的诊断能力，对非肿瘤（包括 SSA/P［=SSP］）的诊断和 T1b 癌的简便诊断相当有用。但是，由于 Type 2 涵盖从腺瘤到 T1 癌各种组织类型，因此无法确定 Type 2 病变的治疗方针（包括采用息肉摘除术还是 EMR、整体切除还是分块切除等方式的选择），在这方面还不够完善。

表1　NICE 分类[1]

	Type 1	Type 2	Type 3
色调	与背景黏膜相近或更亮	相对背景黏膜偏棕色（需确认色调变化是由血管所致）	相对背景黏膜呈棕色或深棕色，有时伴有片状白色区域
血管 (vessels)	无血管或可能仅有孤立的丝状血管	增粗的棕色血管围绕白色结构[2]	部分区域血管破碎不规则或缺失
表面结构 (surface Pattern)	均匀一致黑色或白色圆点，或均一的无结构区域	环绕棕色血管的卵圆形、管状或分支白色结构[2]	不规则或缺失
最可能的病理类型	增生性息肉 & 无蒂锯齿状息肉[3]	腺瘤[4]	黏膜下深层浸润癌

[1] 适用于放大肠镜和非放大肠镜。

[2] 这些结构（规则或不规则）可能代表 pits 和隐窝开口的上皮。

[3] 根据 WHO 分类（REF），无蒂锯齿状息肉（SSP）和无蒂锯齿状腺瘤（SSA）是同义的。在 SSP 中通常可见到一些深色、扩张的隐窝孔。

[4] Type 2 包括了维也纳分型 3 型、4 型和浅表 5 型（伴有高度或低度异型增生或浅表黏膜下癌的腺瘤），高度异型增生或浅表黏膜下癌可由不规则血管或表面结构反映出来，且通常具有不典型形态（例如凹陷区域等）。

2014 年，日本 NBI 专家学组（JNET）提出了日本首个大肠 NBI 放大内镜所见统一分类（JNET 分类）（表2）。JNET 分类以 vessel pattern 和 surface pattern 为指标，将放大所见分为 4 类。

JNET 分类以 NICE 分类为基础，NICE 分类中的 Type 1、Type 3 大致对应 JNET 分类中的 Type 1、Type 3，NICE 的 Type 2 在 JNET 分类中又对应细分为 Type 2A 及 Type 2B。

Type 1 是增生性息肉及无蒂锯齿状息肉，Type 2A 为类似于腺瘤那样低异型度的黏膜内病变，Type 2B 对应于高异型度黏膜内病变 /T1a 癌，Type 3 对应于 T1b 癌。通过放大观察，可从混有各种组织类型病变的 NICE Type 2 中，将适于内镜下治疗的腺瘤归为 JNET 分类的 Type 2A 提取出来。利用 JNET 分类中的 Type 1、Type 2A、Type 3 预测对应的病理组织学类型可靠性较高，但 Type 2B 包括了从腺瘤到 T1b 癌各种类型的病变，因此需结合染色放大内镜进行 pit pattern 诊断，必要时视情况追加超声内镜（EUS）及灌肠 X 线造影等检查（表3，表4）。

表2　JNET 分类

NBI	Type 1	Type 2A	Type 2B	Type 3
血管结构（vessel pattern）	• 不能辨识 [1]	• 口径粗细均匀 • 分布均匀 [2]（网格样、螺旋状）	• 口径粗细不均 • 分布不均匀	• 稀疏的血管区域 • 增粗的血管中断
表面结构（surface pattern）	• 规则的黑色或白点 • 与周围正常黏膜类似	• 规则（管状、树枝状、乳头状	• 不规则或模糊不清	• 无结构区域
最可能的病理类型	增生性息肉 /无蒂锯齿状腺瘤	低级别上皮内瘤变 [4]	高级别上皮内瘤变 [5] 浅表黏膜下浸润癌 [3]	黏膜下深部浸润癌
举例				

[1] 如可辨识，病灶内血管口径与周边正常黏膜类似。

[2] 微血管常呈点状分布，凹陷型病变中难以观察到排列整齐的网状或螺旋状血管。

[3] 也可能包括黏膜下深部浸润癌。

[4] 低级别上皮内瘤变：低度异型增生。

[5] 高级别上皮内瘤变：高度异型增生。

Q1 如何区别使用染色放大观察与图像增强放大观察？

A1 先进行图像增强放大观察，遇到 Type 2B 或诊断把握不大时追加染色放大观察

在大肠局限型病变方面，涉及 pit pattern 诊断和 NBI 放大观察的诊断能力的研究相当多，研究表明两者均具有较高的诊断准确性。图像增强观察的优点就是不需要色素，只需借助简单的按钮操作即可实现。因此，对于大肠局限型病变，从效率而言，应按照先图像增强放大观察，其单独应用无法明确诊断时再追加染色放大观察这一策略进行。

使用 JNET 分类时，由于 Type 1、Type 2A、Type 3 的诊断特异度非常高，故单纯用 NBI 诊断就能决定治疗方案，尤其把握充足时，允许省略染色放大观察。但是，若为 Type 2B 或虽不是 Type 2B 但诊断把握不大时，应使用色素追加 pit pattern 诊断，进行更详细的组织类型、浸润深度诊断（图 1）。

表3　JNET 分类与病理组织所见的对应关系

JNET 分类	n, (%)	病理组织所见				
		HP / SSP	TA	M	SM-s	SM-d
Type 1	122 (100)	119 (98)	3 (2)			
Type 2A	1888 (100)	17 (1)	1626 (86)	230 (12)	15 (1)	
Type 2B	799 (100)		297 (37)	340 (43)	67 (8)	95 (12)
Type 3	124 (100)			1 (1)	5 (4)	118 (95)
总和	2933	136	1 926	571	87	213

HP：增生性病变；SSP：(无蒂锯齿状息肉)；TA：管状腺瘤 / 管状绒毛状腺瘤；M：黏膜内癌；
SM-s：SM 轻度浸润癌（< 1000 μm）；SM-d：SM 高度浸润癌（≥ 1000μm）。

表4　JNET 分类中各类型的诊断效能

JNET 分类	敏感度（%）(95% CI)	特异度（%）(95% CI)	PPV (%)(95% CI)	NPV (%)(95% CI)	准确度（%）(95% CI)
Type 1	87.5 (81.9~93.1)	99.9 (99.8~100.0)	97.5 (94.8~100.3)	99.4 (99.1~99.7)	99.3 (99.0~99.6)
Type 2A	74.3 (72.6~76.0)	92.7 (90.2~95.1)	98.3 (97.7~98.9)	38.7 (35.7~41.6)	77.1 (75.5~78.6)
Type 2B	61.9 (58.1~65.6)	82.8 (81.2~84.3)	50.9 (47.5~54.4)	88.2 (86.9~89.6)	78.1 (76.6~79.6)
Type 3	55.4 (48.7~62.1)	99.8 (99.6~100.0)	95.2 (91.4~98.9)	96.6 (95.9~97.3)	96.6 (95.9~97.2)

JNET：Japan NBI Expert Team（日本 NBI 专家学组）；CI：可信区间；PPV：阳性预测值；NPV：阴性预测值。

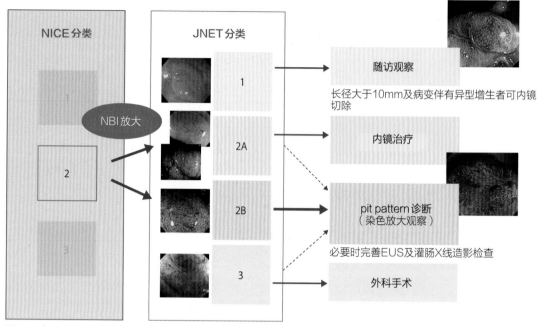

图1　应用JNET分类诊治大肠肿瘤的策略

原则上，Type 1的增生性息肉／无蒂锯齿状息肉随访即可（但有些病变也需要内镜切除）。Type 2A适合内镜下治疗，Type 3推荐手术治疗。Type 2B或虽不是 Type 2B 但诊断把握不大时，追加染色放大 pit pattern 诊断，进行更详细的组织类型、浸润深度诊断，必要时借助 EUS 及灌肠 X 线造影综合判断。

3 surface pattern 的诊断要点

　　首先，选择内镜系统中最合适的结构强调模式相当重要。NBI 观察时**结构强调设为 A8，色彩强调设为 3**。结构强调设置较弱时很难进行 surface pattern 诊断（图2）。NBI 放大观察的 surface pattern（pit 样结构）相当于"pit + 腺窝边缘上皮"的结构，虽然不是纯粹的 pit pattern，但大致可反映 pit pattern 的情况。surface pattern 的诊断主要着眼于其结构的规则或不规则、排列的紊乱性等结构异型。

　　JNET 分类中的 Type 1 表面结构与周边黏膜一致，通常可见 pit 内腔呈黑点（dark spot）或白点（white spot）。Type 2A 为可观察规则腺管结构的 surface pattern，Type 2B 为腺管异型、结构不规则或不清晰的 surface pattern。由于 T1b 癌会部分或完全破坏腺管，故 Type 3 以腺管结构消失的无结构区域为特征（表2）。另外，进行 NBI 放大观察时，将结构强调设定为 A8，以观察 surface pattern 为目的获取清晰对焦的图像。

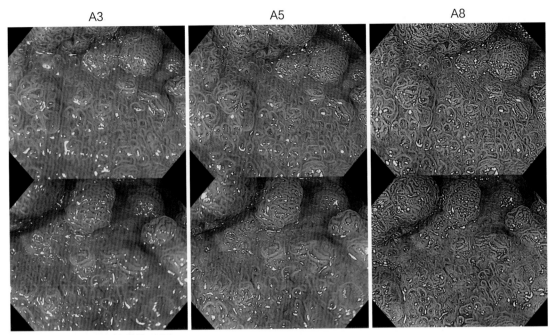

A3   A5   A8

图2 NBI 放大观察的结构强调

上行图组为普通光学对焦下图像。下行图组为 dual focus 功能模式下图像。

结构强调 A8 模式最适合观察表面微细结构，像结构强调 A3 及 A5 这些模式因强调效果较弱，即使准确对焦也很难对 surface pattern 进行诊断。

无论使用普通光学变焦还是 Dual focus 功能，A8 都是最合适的模式。结构强调设定较弱的话，surface pattern 的评估会变得困难。

4 vessel pattern 的诊断要点

    vessel pattern 的诊断着眼于微血管排列、分布、走行的规律性，明确有无口径不一致、断裂、碎片化边缘不整、scattering（散乱的状态）等情况。在 JNET 分类 Type 1 中，微血管难以辨认，有时可辨认与 pit 样结构无关的扩张、蛇行的血管（varicose microvascular vessel，VMV）。Type 2A 中可见伴行于 pit 样结构的粗细、分布均匀的微血管。Type 2B 的基本所见为粗细不等、分布不规则的微血管，有时可见血管断裂。Type 3 的特征是存在血管稀疏的无血管区（avascular area），或可见血管断裂、碎片化和 scattering 表现。

5 WOS 的定义与诊断价值

    WOS（white opaque substance）是放大内镜检查中所见到的白色不透明物质，其主体是"包括上皮在内的肿瘤表层聚集的微小脂肪滴"。约 40% 的大肠上皮性肿瘤病例可见 WOS，肿瘤长径大、近段大肠中发生率较高，且在癌中比腺瘤多

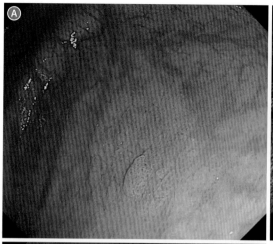

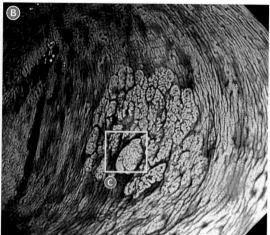

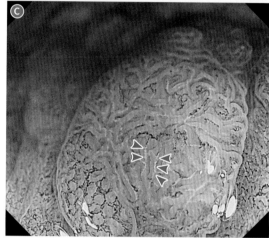

图3 存在WOS 的病例

Ⓐ）常规观察：盲肠可见长径约20mm 的扁平隆起型病变。

Ⓑ）靛胭脂染色观察：病变边界及病变内部的隆起变得清晰，诊断为 0-Is + IIa。

Ⓒ）NBI 放大观察（隆起处）：可见沿不规则 pit 样结构边缘分布的 WOS（▶）。微小血管仅部分能够辨认，粗细相对均一但分布不规则，属于 JNET 分类中的Type 2B。

见。另外，对癌不同浸润深度的研究显示其在 T1 癌（75.9%）中出现频率显著高于 Tis 癌（59.0%）。由于 WOS 局限在隐窝间黏膜正下方，与 surface pattern（pit 样结构）具有联动性，因此在腺瘤中分布规则，在癌中不规则（图3）。因此，WOS 也可间接反映 surface pattern 的不规则程度。与胃相比，大肠上皮性肿瘤中的 WOS 还有很多未知部分，期待将来能有对其机理和临床意义更进一步的研究。

Q2 如何区分使用 surface pattern 和 vessel pattern？

A2 根据病变的形态来区分使用。一般来说，surface pattern 对息肉更有价值，但也要视具体情况使用置信度高的指标

原则上来讲，JNET 分类的 vessel pattern 和 surface pattern 在诊断逻辑上的关系不是 "and" 而是 "or"。事实上，哪个指标更有价值需参考病变的形态。在平坦凹陷型肿瘤和 LST-NG 等低矮、腺管密集的病变中，surface pattern 难以辨认的情况也不少（图4）。

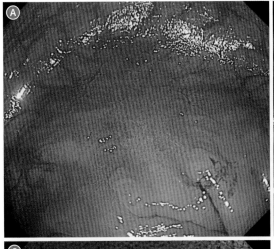

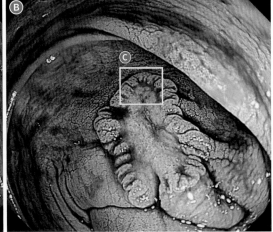

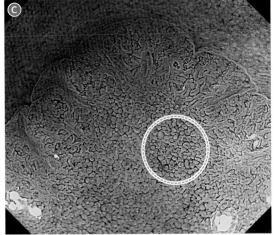

图4 vessel pattern 诊断价值更大的病例

Ⓐ）常规观察：升结肠可见长径约 20mm 的扁平隆起型病变。

Ⓑ）靛胭脂染色观察：凹陷面清晰化，诊断为 0-IIc + IIa。

Ⓒ）NBI 放大观察：凹陷面的 surface pattern 呈白点（蜂巢）样，但难以辨认。微血管的粗细稍不均匀，呈不规则的蜂巢样（◌），诊断为 JNET 分类 Type 2B（低把握）。

另一方面，在具有绒毛样结构的病变中，由于 vessel pattern 表现复杂多样，参考 surface pattern 或许更有意义（图5）。一般来说，surface pattern 对于息肉的诊断更有价值。

Q3 NBI 与 BLI 的诊断能力有何差异？

A3 放大观察时，NBI 与 BLI 具有相同的诊断效能

　　BLI 具有清晰显示 surface pattern 的特征，在大肠病变的放大观察诊断能力方面已被证明与 NBI 相同（图6）。因此，JNET 分类虽是基于 NBI 放大内镜所见的分类，但也同样可用于 BLI 放大所见。

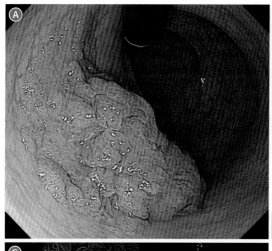

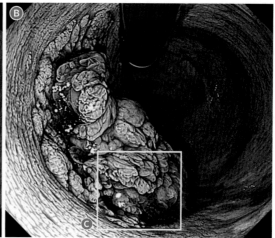

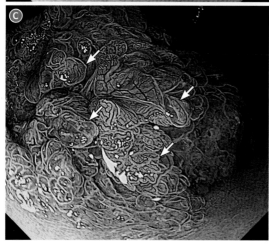

图5　surface pattern 有诊断价值的病例

Ⓐ）常规观察（反转图像）：直肠 Ra 处环肠腔 1/2 周的
0-Is+IIa 病变（LST-G，结节混合型）。

Ⓑ）靛胭脂染色观察：粗大结节处呈绒毛状结构。

Ⓒ）NBI 放大（粗大结节处）观察：可见微小血管走行于
绒毛膜样结构平滑的边缘中（相当于胃里面的 VEC
pattern），vessel pattern 规则。但是，绒毛膜样结
构的边缘虽然平滑，但其形状不均匀（◁），因此诊
断为 JNET 分类中的 Type 2B。

Q4 获取良好拍摄条件及高质量图片的要点是什么？

A4 要点：将图像增强模式调至最佳，关注病变的方位及正面观。放大观察时
活用观察标记以防迷失方向

首先需设置最佳的结构强调模式。常规观察时，将结构强调模式设为 A7，色彩强调模
式设为 0；而在 NBI 观察时，将结构强调模式设为 A8，色彩强调模式设为 3。当然，前提
是要仔细清除病变的黏液和附着物（图 7，参照第 4 章④ Q1）。

其次，尽量将病变调整到画面中央，并使其处于一个不被皱襞遮盖的位置，使一个画面
能显示病变的最大面积。将病变位置调整到肠液潴留的对侧也相当重要。

放大观察最好使用变焦式放大内镜，可通过微调其变焦操纵杆获得相应的放大倍率。由
于大肠肿瘤以隆起型居多，想同时获取病变整体的放大观察图像较为困难，故应选择合适的
观察标记，边调整方向边对各重点关注区域进行必要的摄图（图 8）。重点关注区域的正面观
难以暴露时，可利用无创喷洒管及上推大角度旋钮（Down）压住病变前方，使重点关注区
域的正面观得以暴露（参照第 2 章①）

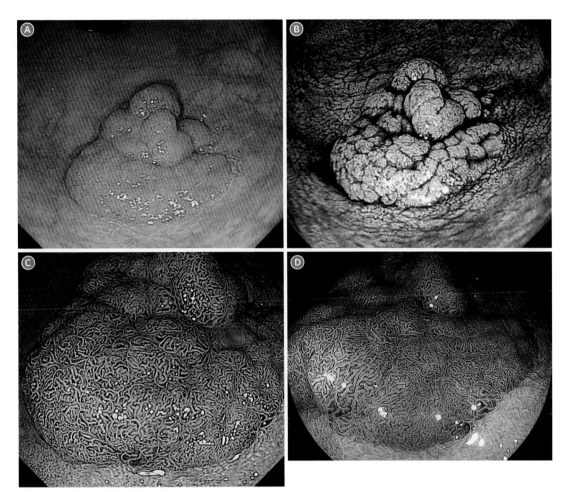

图6　NBI 与 BLI 的对比

Ⓐ）常规观察：直肠 Rb 处可见长径约 20mm 的 0-Is 病变。

Ⓑ）靛胭脂染色观察：病变表面的凹凸不整变得清晰。

Ⓒ）NBI 放大观察：排列不规则、具有分支的 pit 样结构，及与之伴行的粗细均一的微小血管，为 JNET 分类中的 Type 2B。

Ⓓ）BLI 放大观察：surface pattern 和 vessel pattern 都能清晰地观察到，与 NBI 放大观察基本相同。

参考文献

[1] Hewett DG, et al：Validation of a simple classification system for endoscopic diagnosis of small colorectal polyps using narrow-band imaging. Gastroenterology, 143：599-607. e1, 2012.

[2] Hayashi N, et al：Endoscopic prediction of deep submucosal invasive carcinoma：validation of the narrow-band imaging international colorectal endoscopic（NICE）classification. Gastrointest Endosc, 78：625-632, 2013.

[3] Sano Y, et al：Narrow-band imaging（NBI）magnifying endoscopic classification of colorectal tumors proposed by the Japan NBI Expert Team. Dig Endosc, 28：526-533, 2016.

[4] Sumimoto K, et al：Clinical impact and characteristics of the narrow-band imaging magnifying endoscopic classification of colorectal tumors proposed by the Japan NBI Expert Team. Gastrointest Endosc, 85：816-821, 2017.

[5] Chiu HM, et al：A prospective comparative study of narrow-band imaging, chromoendoscopy, and conventional colonoscopy in the diagnosis of colorectal neoplasia. Gut, 56：373-379, 2007.

[6] 八尾建史，他：拡大内視鏡により視覚化される白色不透明物質．胃と腸，51：711-726，2016.

[7] Hisabe T, et al：White opaque substance visualized using magnifying endoscopy with narrow-band imaging in colorectal epithelial neoplasms. Dig Dis Sci, 59：2544-2549, 2014.

[8] Yoshida N, et al：The ability of a novel blue laser imaging system for the diagnosis of invasion depth of colorectal neoplasms. J Gastroenterol, 49：73-80, 2014.

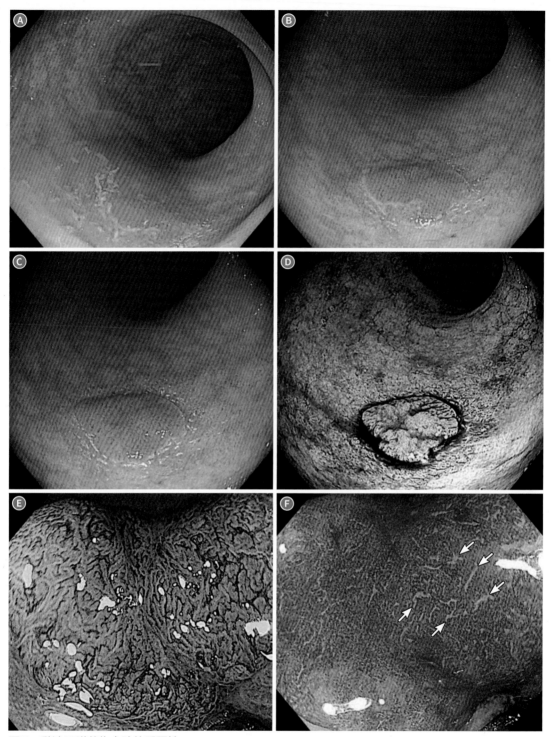

图7　黏液及附着物去除的重要性

Ⓐ~Ⓒ）常规观察：直肠 Rb 处可见长径约 10mm 的 0-Ⅱa 病变，变换体位，使病灶处在不被肠液浸没的状态下得以清洗（Ⓐ→Ⓒ）。

Ⓓ）靛胭脂染色观察：病变表面的凹凸不整变得清晰。

Ⓔ）NBI 放大观察：病灶近中央处存在凹陷，因此 pit 样结构不易辨认，可通过不规则分布的微血管间接观察 surface pattern。

Ⓕ）结晶紫染色放大观察：病变中央稀疏存在着不规则分支状、形态各异的 pit，诊断为 Vᵢ 型高度不规则 pit pattern。

要点：选择肠液无法覆盖病变的体位、仔细冲洗黏液是精查顺利进行的必要条件。另外，获得重点观察区域的正面观，对正确的内镜诊断也至关重要。

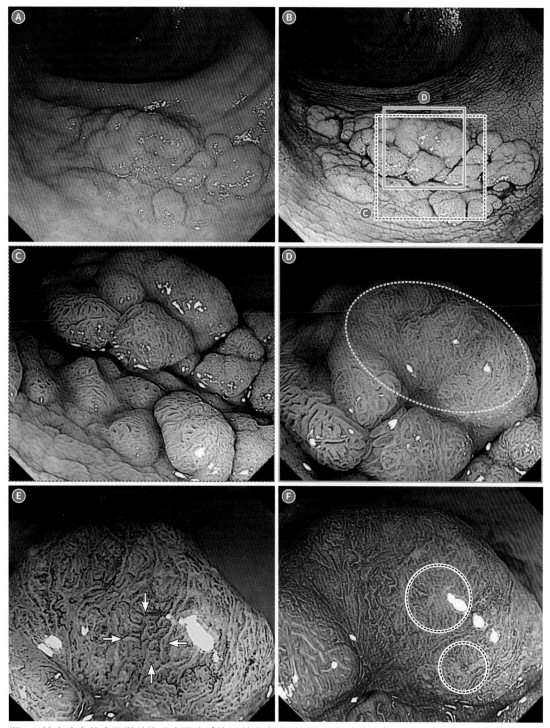

图8　较大病变的表面微结构观察要点（边调整方向边缓慢上调放大倍率）

Ⓐ）常规观察：直肠 Rb 处可见长径约 35mm 的 0-Is+IIa 病变（LST-G，结节混合型），病变中央可见粗大结节，表面粗糙，色调发红。

Ⓑ）靛胭脂染色观察：可见病变的边界及每个颗粒 / 结节变得清晰。

Ⓒ）靛胭脂染色弱放大观察：扁平隆起处可见规则的管状 pit。

Ⓓ）靛胭脂染色中倍放大观察：粗大结节处可见不规则的腺管结构。

Ⓔ）NBI 放大观察：surface pattern 排列明显不规则、pit 样结构的边缘不规则呈锯齿状，也可见 pit 样结构趋于消失的区域（⇨）。vessel pattern 可见高度不规则的微小血管杂乱分布，部分碎片化，为 JNET 分类中的 Type 2B。

Ⓕ）结晶紫染色放大观察：结节整体可见结构、排列不规则的 pit。大部分 pit 的边缘清晰、平滑，但部分 pit 的边缘不规则且不清晰，部分间质区域（stromal area）染色性低下（⫶⫶），为 V_I 型高度不规则 pit pattern。

要点：确定好观察标记，边调整方向边对各部位进行弱放大观察。弱放大下发现表面结构不规则的区域后，逐步提高放大倍率对表面结构进行详细评估。

肿瘤与非肿瘤的鉴别

平田大善，佐野　宁

1 对肿瘤与非肿瘤的鉴别效能、诊断精度

在进行结肠镜诊断时，鉴别增生性息肉等无切除必要的非肿瘤性病变与有切除必要的肿瘤性病变相当重要。若将增生性息肉误诊为腺瘤而切除，可能增加不必要的并发症的风险；若将腺瘤误诊为增生性息肉而置之不理，则有可能导致其进展癌变。但在实际工作中，肿瘤与非肿瘤的鉴别有时很困难，经验丰富的人也有可能出错。内镜医生应对内镜诊断的鉴别能力（即具有多大的可靠性）有一定认识。

曾有报道指出结肠镜常规观察（白光）对肿瘤 / 非肿瘤的诊断准确度仅为 59%～84%，因此基于常规观察的内镜诊断较为有限。后来，工藤等人提出了放大染色观察的 pit pattern 诊断，实现了对肿瘤、非肿瘤更高精度的诊断。这对肿瘤与非肿瘤的鉴别也很有用，有报道指出其灵敏度为 86.8%，特异度为 99.2%，诊断准确率为 98.7%。另外，也有研究表明 NBI 放大观察对肿瘤、非肿瘤的鉴别能力也相当高，其灵敏度为 99.8%，特异度为 87.5%，诊断准确率为 99.0%。因此，对肿瘤与非肿瘤的鉴别，推荐使用色素内镜和放大 NBI 观察等图像增强技术。

2 大肠的肿瘤性与非肿瘤性病变

为了鉴别肿瘤与非肿瘤，需熟知大肠肿瘤性与非肿瘤性病变各包含哪些病变，并掌握各自特征。

1）肿瘤性病变

首先，**肿瘤性病变是指腺癌、腺瘤，与非肿瘤性病变的鉴别问题主要是腺瘤**。腺瘤包括管状腺瘤、绒毛状腺瘤、锯齿状腺瘤。虽然管状腺瘤最多见，但要注意绒毛状腺瘤合并癌的概率更高。另外，锯齿状腺瘤有时会与其他锯齿状病变（增生息肉或 SSA/P）并存，不要都笼统地认为是腺瘤。在学习和理解各自特征的基础上结合日常的内镜检查，就能更深入地进行诊断。

2）非肿瘤性病变

非肿瘤性病变包括增生性息肉、幼年性息肉（图 1）、Peutz-Jeghers 型息肉（图 2）、

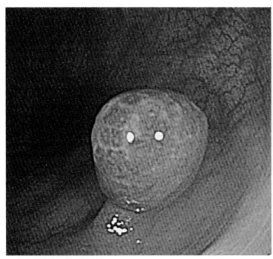

图1　幼年性息肉

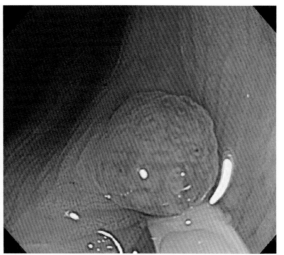

图2　孤立性Peutz-Jeghers型息肉

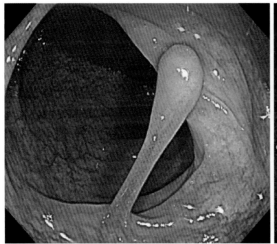

图3　CMSEP

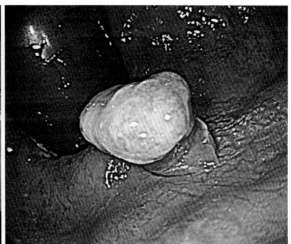

图4　肛门息肉

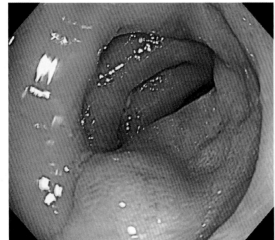

图5　憩室相关性息肉

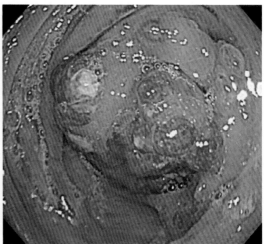

图6　乙状结肠多发幼年性息肉

炎性息肉。这些息肉基本上被认为是良性且非肿瘤性病变，但也需注意存在单发 Peutz-Jeghers 型息肉合并癌的病例。此外还有 CMSEP（结肠黏膜 - 黏膜下拉长型息肉）、肛门息肉、憩室相关性息肉等病变（图 3 ~ 图 5），初学者需通过阅读图谱等了解其特点。

另外，非肿瘤性病变多发的情况下要注意有消化道息肉病（Cronkhite-Canada 综合征、幼年性息肉病、Cowden 病、Peutz-Jeghers 综合征、增生性 / 锯齿状息肉病、帽状息肉病）的可能（图 6）。除帽状息肉病以外的其他息肉病合并肠癌的概率较高，因此在非肿瘤性息肉多发时应慎重考虑这些疾病。

3 NBI 放大观察对肿瘤与非肿瘤的鉴别诊断

JNET 分类中的肿瘤与非肿瘤鉴别诊断主要是 Type 1 与 Type 2A 的鉴别。肿瘤性病变有管状腺瘤、管状绒毛状腺瘤、绒毛状腺瘤，这些在内镜下都呈现为 Type 2A。

管状腺瘤和管状绒毛状腺瘤多呈规则的网格状、螺旋状的血管结构，以及管状、树枝状的表面结构，绒毛状腺瘤大多呈现绒毛状、乳头状的表面结构。绒毛状腺瘤有时可见明显的血管增生（昭和分类的 dense pattern）。与此相对，非肿瘤性病变中最多见的增生性息肉具有规则的腺管开口，没有明显的血管结构。

另外，如前所述，研究表明 JNET 分类对肿瘤和非肿瘤的鉴别能力也非常高。

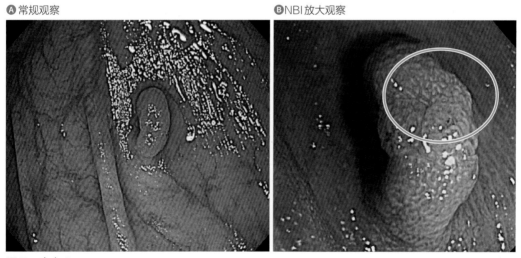

Ⓐ 常规观察　　　　　　　　　　　　　Ⓑ NBI 放大观察

图 7　病变 A

Q1 微小病变中 JNET 分类 Type 1 和 Type 2A 的鉴别要点是什么?

 A1-1 从各种角度确认 surface pattern

病变 A（图 7）是横结肠处长径约 5mm 的 0-Ip 型息肉。放大 NBI 观察下 vessel pattern 不明显，看起来像 CMSEP，但一部分可见椭圆形的腺管开口，故诊断为管状腺瘤。

通过放大 NBI 观察评估 surface pattern 时，观察角度、光线量和空气量均会影响腺管开口部观察的难易程度，因此最好从各种角度观察病变整体。

Ⓐ 常规内镜

Ⓑ NBI 放大观察

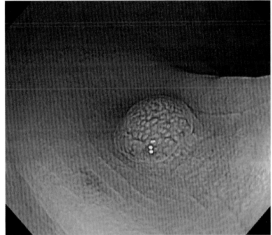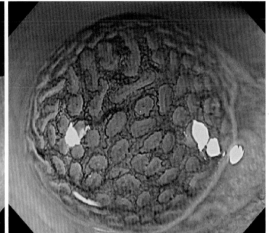

图8 病变 B

Ⓐ 常规内镜

Ⓑ NBI 放大观察

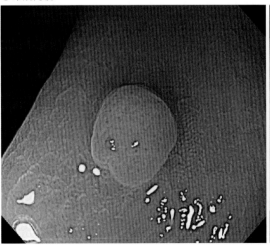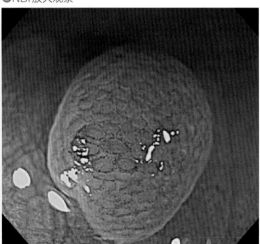

图9 病变 C

A1-2 vessel pattern 主要观察包围腺管开口的血管结构

病变 B、C（图 8，图 9）是乙状结肠处长径约 3mm 的 0-Ⅱa 病变，病变 B 中腺管开口部周边围绕走行着螺旋状血管，众多血管形成网格状结构。与之相对，病变 C 中仅能勉强看到微血管，无法辨认出网格状结构。病理诊断上病变 B 为管状腺瘤，病变 C 为增生性息肉。通过放大 NBI 观察评估 vessel pattern 时，最好着眼于包围腺管开口的血管结构。

Q2 JNET 分类中 Type 1 与 Type 2A 难以区分的病例，鉴别要点是什么？

A2 勿过度迷信内镜诊断，勿漏诊肿瘤性病变

病变 D（图 10）是乙状结肠处长径约 3mm、发红的 0-Is 病变。虽然腺管间被覆上皮淤血明显，但包绕腺管开口部周围的血管不明显，也无法辨认网格状结构，腺管开口部大致呈星芒状，故首先诊断为 Type 1，考虑为幼年性息肉。但同时也发现部分腺管开口呈管状结构（图 10 ⇨），因此管状腺瘤（Type 2A）的可能性也无法排除，据此实施了息肉切除术。术后病理学诊断为幼年性息肉，虽然是非肿瘤性病变，但也有报道指出这类息肉有时会合并腺瘤成分。难以鉴别时不要过度迷信内镜诊断，应积极通过活检或内镜治疗获取病理学诊断。肿瘤与非肿瘤的鉴别有时非常困难，即使经验丰富的人也可能出错。对自己的内镜诊断没有足够信心时，先将其作为肿瘤性病变考虑比较稳妥。

4 SSA/P 的处理与鉴别

虽然近年来备受关注的 SSA/P 是一种具有可经锯齿状通路（serrated pathway）癌

Ⓐ 常规观察

Ⓑ NBI 放大观察

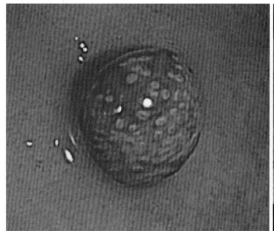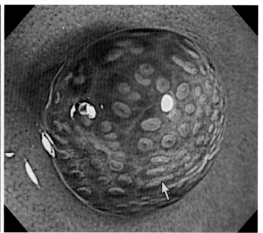

图 10 病变 D

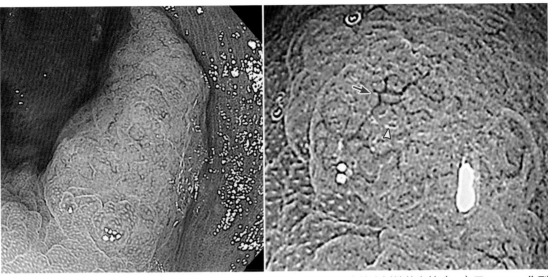

图 11　SSA/P

图 12　SSA/P内的小树枝状血管（➤）及open-Ⅱ型pit（▷）

变潜能的一类病变，但是否将其作为肿瘤性病变进行处理这一点上，目前没有达成共识。不过伴有细胞异型增生（cytological dysplasia）的 SSA/P 应当作肿瘤性病变处理。

内镜下的 SSA/P 多为有黏液附着、不太明显的褪色调平坦型病变。放大观察可见小树枝状血管（dilated branched vessel）及 open-Ⅱ 型 pit（图 11，图 12）。这些内镜所见虽然为 SSA/P 的特征性表现，但其鉴别能力仍不充分，SSA/P 的内镜诊断标准至今尚未确立。另外，在 JNET 分类中，SSA/P 相当于分类的 Type 1，笔者所在医院也将约 90% 的 SSA/P 诊断为 JNET 分类中的 Type 1。而 JNET 分类 Type 1 中 SSA/P 的出现率在长径 5mm 以下病变中为 0.7%，在长径 6~9mm 病变中为 29.0%，在长径 10mm 以上病变中为 70%，随着病变的增大而增加。另有报道指出 SSA/P 伴有细胞异型增生的比例也是随着病变的增大而增加（在长径 5mm 以下病变中为 0%，在长径 6~9mm 病变中为 6.0%，在长径 10mm 以上病变中为 13.6%）。虽然 SSA/P 和增生性息肉的鉴别不容易鉴别，但病变的大小可作为有价值的鉴别要点。

另外，在 SSA/P 的处理和诊断标准方面，由于其病理诊断标准在不同病理学家之间存在差异，因此也有人担心内镜诊断无法得到真实的诊断准确率，故这方面有必要在今后进行更慎重的研究讨论。

■ 参考文献

[1] Sumimoto K, et al: Clinical impact and characteristics of the narrow-band imaging magnifying endoscopic classification of colorectal tumors proposed by the Japan NBI Expert Team. Gastrointest Endosc, 85: 816-821, 2017.

③ 浸润深度诊断

坂本 琢，齋藤 豐

前言

本章节就 JNET 分类，以齐藤 丰班（日本国立癌症研究中心研究开发费资助，主题为"有助于创立新型内镜诊断及治疗方法的开发研究及进行大规模队列研究的基础"）的讨论为基础，结合读片实际，介绍分类的原则和交界性病变。

1 Type 2A 与 Type 2B 的鉴别要点

原则上 Type 2A 对应腺瘤~低异型度癌，而 Type 2B 对应高异型度癌。Type 2A 是日常诊疗工作中最常见的，vessel pattern 通常呈血管径均一的规则网格样结构（图 1🅐）。另一方面，Type 2B 的网格状结构紊乱，血管直径也大小不一。血管直径的大小不一大致指的是粗血管的直径为细血管的 2 倍左右。同时 surface pattern 也呈现不规则性（图 1🅒）。

对于两者间的交界性病变（图 1 🅑），血管径增粗 2 倍或无法辨认规则的网格状结构的病变可归为 Type 2B，而从可见的血管像中发现规则的 vessel pattern 则可归为 Type 2A。这种病例中评价 surface pattern 的规则性可能更加容易（图 2）。

Q1 区别 Type 2A 与 Type 2B 有什么意义?

A1 不单单判断是否适合内镜治疗，也是进行 ESD 的依据

应用放大观察的意义，不仅是为了区分外科治疗和内镜治疗，也是内镜治疗手段选择的判断依据（是否适合 ESD 治疗）。Type 2B 病变相当于高异型度癌，需考虑有一定的 SM 浸润的可能性，必须通过 ESD 进行整块切除。相反，仅由典型的 Type 2A 构成的病变为腺瘤的可能性较高，因此也允许 EMR 分块切除。另外，笔者认为将 JNET 分类与现有的 NICE 分类的不同之处推广到日本以外也非常重要。

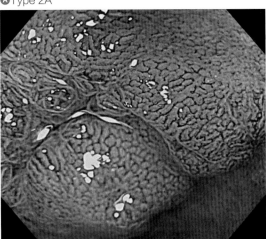

Ⓐ Type 2A

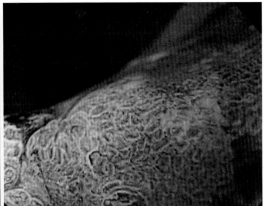

Ⓑ 交界性病变

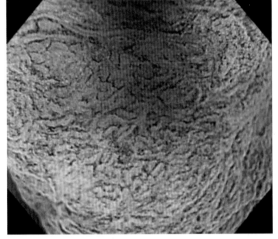

Ⓒ Type 2B

图1　JNET分类中的Type 2A、Type 2B及交界性病变

2　Type 2B 与 Type 3 的鉴别要点

　　Type 3 是 T1b 癌的标志。如前所述，Type 2B 强调的是 vessel pattern 和 surface pattern 的"不规则性"；而 Type 3 重要的特点是血管密度显著减少，可以说内镜下 vessel pattern 难以辨认（无血管区域），同时 surface pattern 中 pit 样结构也很难观察，pit pattern 诊断相当于典型的V_N型病变（图3Ⓒ）。典型病例不难判断，但对于 Type 2B（图3Ⓐ）与 Type 3 之间的交界性病变如何区分至今意见仍有分歧。例如，图3Ⓑ 所呈现的就是实际中判断存在分歧的病例。如果只关注中央部分（〇）进行诊断，则会感到莫衷一是。但是，中央部分以外的区域血管密度稍低，如果将这些区域归为 Type 2B 的范畴，那么血管密度更高、surface pattern 更加不规则的中央部分就可判断为 Type 3。

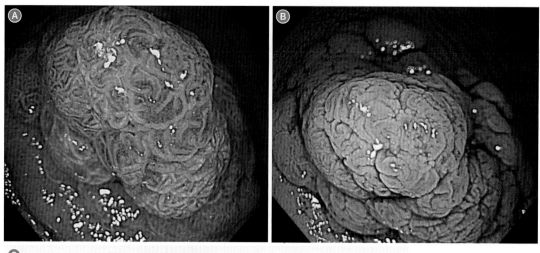

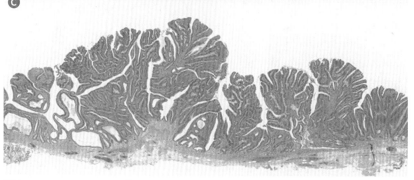

图2 surface pattern 诊断有用的病例

隆起处难以辨认 vessel pattern（图 **A**）。另一方面，对比靛胭脂染色图像（图 **B**），可明确辨认能够推测 pit pattern 的 surface pattern。

　　对于这两者的鉴别，必须先理解它们各自的病理组织学的差异。Type 2B 反映的是从高异型度癌构成的黏膜内病变到 T1b 癌、浸润深度需追加染色放大观察进行 pit pattern 诊断的一类病变。也就是说，即使是 T1 癌，**黏膜病变的组织构造仍有一定保留的病变多属于这种情况**。另一方面，典型的 Type 3 反映的是即使不追加染色放大判断为 T1b 癌的可能性也很高的一类病变。从组织学角度来看，相当于黏膜病变的组织结构消失，**T1 癌部分露头于表面的病变**。这样的病变 pit pattern 诊断为不规则 pit，再根据有无区域性，最终诊断为 invasive pattern 或 non-invasive pattern。也就是说，如果要将 T1b 癌与 Type 3 联系起来，仅凭目前的诊断标准是不够的，**还需将区域性纳入考虑**。关于区域性的必要性在齐藤 丰班上也得到了赞同，这一概念有可能在 JNET 分类更新时加入。

Ⓐ Type 2B

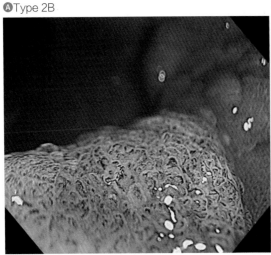

Ⓑ 交界性病变

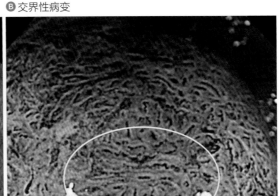

Ⓒ Type 3

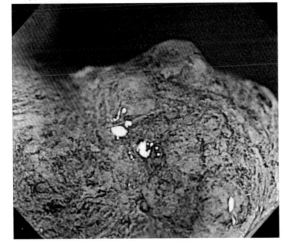

图3　JNET分类中的Type 2B、Type 3及交界性病变

另外，JNET分类制订时也对作为 Type 3 次要所见的"血管间距扩大"（图4Ⓐ ○）、"肿瘤内粗大蛇行的异常血管"（图4Ⓐ ►）进行了讨论，而据这些所见对于 T1b 癌的诊断精度也将重新评估（图4）。

Q2 具有多大区域的 Type 3 才有意义？

A2 目前暂定义为长径 5mm 左右的区域

目前基于 pit pattern 中 invasive/non-invasive pattern 的诊断依据，将区域性暂定义为"长径约 5mm，由不规则的 vessel pattern 或 surface pattern 构成的与周围有边界的区域"。

第

5 章

图像增强的放大内镜诊断

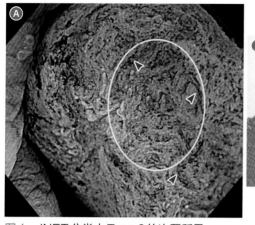

图4　JNET分类中Type 3的次要所见

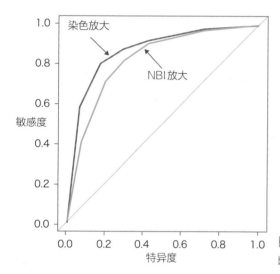

图5　pit pattern 与NBI放大对浸润深度诊断的比较

比起 NBI 放大，pit pattern 对浸润深度的诊断能力更强。

3　浸润深度诊断能力的差异性

　　对于 NBI 放大及结晶紫染色的 pit pattern 观察，需要很好地理解这两者在病变浸润深度上诊断能力的差异性。

　　由于直接比较两者诊断能力的研究较少，所以通过对静止图像的读片测试将两者进行对比，结果证明 pit pattern 的诊断能力显著较高（图5）。也就是说，在浸润深度诊断方面，目前的策略是将 pit pattern 诊断作为最终判断依据，而 NBI 放大则作为病变是否需进一步进行 pit pattern 诊断的**判断标准**。这种诊断精确度的差异，有诊断学确立的历史的差异，诊断确信度是其中一个很重要的原因。另外，从诊断精确度相关的临床研究结果来看，两者在特异度（对需进行内镜治疗的病变判断为 cTis-T1a 癌的比例）方面没有太大差异，而在灵敏度（对需进行外科治疗的病变判断为 cT1b 癌的比例）上有差异。也就是说，若追加 pit pattern 诊断，对于判断需外科治疗的病变，内镜治疗的比例将会减少。但是，如果今后在 NBI 放大判断 Type 3 时追加区域性诊断，那么 NBI 放大的灵敏度有可能会接近 pit pattern 诊断。

4 关于 JNET 分类研究的展望

JNET 分类是以 NBI 放大所见的各个诊断类别的病理组织图像为对象，测定其诊断精确度而制订的分类。其次，作为内镜所见分类，需要确认的是分类的信度（诊断的一致）。如果这个分类信度较高，为了使这个有用的分类能够被普遍接受理解，则需在日本开展新一轮读片测试进行确认验证。另外，为了在日本以外推广 JNET 分类，欧洲消化内镜学会和日本消化内镜学会也计划进行联合研究。国际试验方面，首先对欧洲医生使用 JNET 分类时的诊断能力进行探究，进而评估作为教育工具而创建的网络学习内容的实用性。

■ 参考文献

[1] Sano Y, et al：Narrow-band imaging（NBI）magnifying endoscopic classification of colorectal tumors proposed by the Japan NBI Expert Team. Dig Endosc, 28：526–533, 2016.

[2] Japan NBI Expert Team（JNET）：Validation study for development of the Japan NBI Expert Team classification of colorectal lesions. Dig Endosc, 30：642–651, 2018.

[3] Hewett DG, et al：Validation of a simple classification system for endoscopic diagnosis of small colorectal polyps using narrow-band imaging. Gastroenterology, 143：599–607. e1, 2012.

[4] Matsuda T, et al：Efficacy of the invasive ／ non-invasive pattern by magnifying chromoendoscopy to estimate the depth of invasion of early colorectal neoplasms. Am J Gastroenterol, 103：2700–2706, 2008.

[5] Sakamoto T, et al：Comparison of the diagnostic performance between magnifying chromoendoscopy and magnifying narrow-band imaging for superficial colorectal neoplasms：an online survey. Gastrointest Endosc, 87：1318–1323, 2018.

④ Q&A环节

吉田直久，井上 健

Q1 学习NBI/BLI放大观察所见的诀窍是什么？（图1）

A1 初学者先从surface pattern着手理解比较好

（1）NBI

使用NBI进行大肠肿瘤放大诊断的JNET分类须掌握surface pattern和vessel pattern两方面内容（参照第5章①）。作为学习NBI放大观察所见的诀窍，笔者等人在指导时认为"初学者应从与pit pattern分类相似的surface pattern着手理解"，这样能更快掌握并上手。也就是说，如果将JNET分类中肿瘤性病变呈现的Type 2A、Type 2B、Type 3的surface pattern与pit pattern进行对比，那么Type 2A将对应Ⅲ_L型、Ⅲ_S型、Ⅳ型pit样结构，Type 2B对应V_I型pit样结构，Type 3对应V_N型pit样结构。换句话讲，将Type 2A视为规则型、Type 2B视为不规则型、Type 3视为破坏型会比较容易记忆。在理解surface pattern的基础上，再对应每种模式的vessel pattern就可以了。

此外，为了更快地掌握NBI放大观察与pit pattern之间的对应关系，在典型的低异型度腺瘤、Tis癌和T1b癌等病例中，NBI观察后靛胭脂染色进行pit pattern观察，之后再次切换成NBI模式，确认pit pattern观察部位的surface pattern和vessel pattern的对应关系（图2）。

病变内部混杂有各种JNET分类所见的情况并不少见，重要的是先常规观察病变整体，然后找出病变中最具特征的地方不遗毫发地进行观察（图3）。实际临床工作中，由于

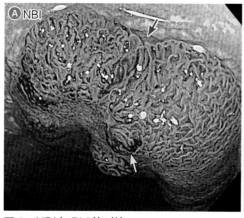
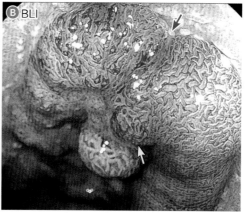

图1　NBI与BLI的对比

0-Ⅱa＋Ⅱc，20mm，乙状结肠，T1a病变同一部位的NBI、BLI放大图像。两种模式均可见图像左侧呈现不规则的结构，而图像右侧呈现规则的结构。

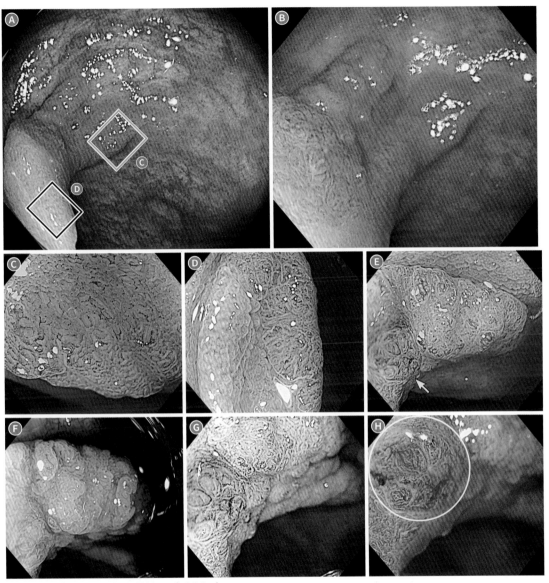

图2　学习NBI放大观察的技巧（病例1）

Ⓐ）横结肠，0-Ⅱa，长径约25mm，T1b癌。

Ⓑ）病变内可见明显发红的浅凹陷。

Ⓒ）surface pattern呈不规则的多边形，vessel pattern可见口径大小不一，诊断为JNET分类 Type 2B（Ⓐ▢）。

Ⓓ）可见与图Ⓒ类似的不规则 surface pattern及 vessel pattern（Ⓐ▢）。

Ⓔ）发红的凹陷处（图Ⓑ）的NBI放大图像。黄色箭头处 surface pattern模糊化，vessel pattern可见粗大的血管，诊断为JNET分类 Type 3。

Ⓕ）图Ⓔ的靛胭脂染色图像。

Ⓖ）据靛胭脂染色的NBI图像也诊断为JNET分类 Type 3，与pit pattern相对应。

Ⓗ）结晶紫染色可见高度不规整的pit结构，pit分布稀疏，呈无结构区域（◎）。

white opaque substance（WOS，参照第5章①）等影响会干扰对 surface pattern的评估，同时也存在难以辨认血管表现的病变等，因此对于surface pattern和vessel pattern双方的理解都很有必要。

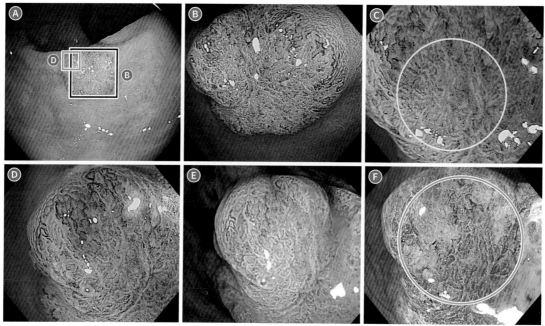

图3 学习NBI放大观察的技巧（病例2）

Ⓐ）直肠 Rb，长径约 14mm，0-Ⅱa+Ⅱc，T1b 癌。

Ⓑ）NBI 近距离观察。

Ⓒ）凹陷部放大可见 surface pattern 模糊化甚至部分呈现无结构，vessel pattern 也可见无血管区域及粗大血管的中断，故诊断为 JNET 分类 Type 3。虽然可见类似白色纹理样表现（◎），但是实际上是无结构区域及腺管密度降低的表现，并且即使浸润性癌显露于表层，也经常可见这种程度的结构残留。

Ⓓ）周边隆起处及凹陷处的 NBI 图像，凹陷处的无结构所见及周围正常黏膜因来自黏膜下肿瘤的挤压而出现的血管淤血。

Ⓔ）对图像 Ⓓ 进行靛胭脂染色，确认与 NBI 的对应关系。

Ⓕ）结晶紫染色下诊断为无结构区域。在靛胭脂染色下似乎有结构残留的地方也着色不良，被诊断为无结构区域（○）。

(2) BLI

在使用激光实现窄带光观察的 BLI 中，虽然图像的色彩表现、surface pattern 及 vessel pattern 略有不同，但能获得与 NBI 所见同样的信息，在 BLI 中应用 JNET 分类得到的诊断准确率与 NBI 没有差异，因此使用 BLI 进行诊断也是合适的。

 Q2 隆起型病变与浅表型病变的内镜所见有差异吗?

A2 T1b 癌中浅表型病变的 SM 浸润表现更容易观察

在 SSA/P、腺瘤、Tis 癌的诊断中，隆起型和浅表型的 NBI 放大内镜所见没有差异。但是在怀疑 SM 高度浸润的病变的鉴别中，区别隆起型还是浅表型就尤为重要。

一般来说，浅表型病变因 SM 深部浸润的影响容易出现肿瘤露头。而隆起型病变在发生 SM 深部浸润时表面结构得以保留的情况也不少，这样的病变中就无法观察到 JNET 分类 Type 3 的表现，需注意这类情况也可见于浅表型病变。遇到这种情况时，常规观察就显得尤为重要。有报道指出常规观察下如果观察到正常黏膜的隆起、紧满感、皱襞集中、深凹陷等其中的一种表现，那么对 T1b 癌的诊断准确率都可达 70%~80%。

尽管隆起型和浅表型的 NBI 放大观察的总体诊断能力大致相同，但也有报道认为相比于隆起型，浅表型与 pit pattern 诊断一致率似乎更高一些。另一方面，也有报道指出，在浅表型病变的 NBI 观察下呈现为不规则结构的病变中 43% 是腺瘤，而在隆起型病变中 24% 是腺瘤。另外，需注意部分病例也存在判读稍微过度的情况。

BLI 模式中，对病变肉眼长径及肿瘤尺寸与诊断准确率之间的关系进行研究发现：长径小于 20mm 隆起型病变的诊断准确率为 95.1%，而大于 20mm 的诊断准确率为 83.3%（$P = 0.03$）；长径小于 20mm 的浅表型病变的诊断准确率为 82.9%，大于 20mm 的诊断准确率为 70.0%（$P = 0.09$）。总体来说，BLI 模式对肿瘤径较大、浅表型病变的诊断准确性稍低。

Q3 NBI/BLI/LCI 对于病变的识别及诊断有帮助吗？

A3 NBI/BLI/LCI 的使用可降低漏诊率，有助于病变的识别及诊断

结肠镜常规观察对病变的漏诊率可达 20% 以上。预处理、肠管蠕动及半月形皱襞等因素都会影响病变的检出率，另外也存在与周围正常黏膜的色差较小、可视性较低而难以发现的病变。

以前，日本国内外就使用 NBI 能否提高病变的能见度、降低病变的漏诊率等问题进行了各种研究，但由于 NBI 下的画面偏暗使得不少研究结果都具有争议。2012 年 EVIS LUCERA ELITE 系统下具有更高亮度、更高分辨率的新一代 NBI 问世，并在日本国内多机构间开展随机对照试验，结果表明新一代 NBI 在全结肠镜检查过程中的息肉发现率显著高于常规观察。另外，笔者的研究也通过视频演示的方式证明了 EVIS LUCERAY ELITE 系统相比以往的 EVIS LUCERA SPECTRUM 系统更能提高息肉的能见度。同样的视频研究也证实了 BLI 观察可提高息肉的能见度。此外，日本国内多机构随机对照试验提示 BLI 的息肉发现率也显著高于常规观察。但是，无论在 NBI 还是 BLI 模式下，残留的粪水都显示为红色，并且画面也会变暗，这使得其难以在预处理不良的病例中使用。笔者为了解决残留粪水问题并使 NBI 下息肉的能见度得到改善，在右半结肠常规观察并吸出残留粪水后，再次用 NBI 对同一区域进行为时 30s 的观察，发现相比同部位相同时间下的白光二次观察，息肉的漏诊率明显下降，并将此结果应用于临床（图 4）。另外，针对残留粪水和画面偏暗的另一个对策就是使用激光内视镜和 LED 内镜（富士能公司）下的 LCI 功能。该模式下，即使遇到预处理不良的病例，也不会见到残留的粪水发红，反而肿瘤性病变会大致呈现红色调，从而提高了息肉的能见度（图 5）。已经有一些临床研究表明，LCI 能显著提高 SSA/P 和肿瘤性病变等大肠病变的能见度，期待该模式将来在常规检查中得以应用。

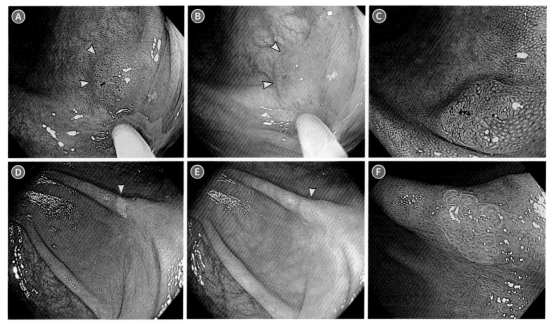

图4 通过NBI提高息肉的能见度

Ⓐ）对右半结肠（盲肠及上行结肠）进行约2min的常规观察后，再次进镜至盲肠，在同一部位追加30s的NBI观察，发现了之前漏诊的长径约3mm的低级别腺瘤性小息肉。由此可见NBI对病变的辨认度良好。

Ⓑ）常规观察：可见病变与周边黏膜色调几乎一致，病变难以识别。

Ⓒ）放大观察：诊断为JNET Type 2A。

Ⓓ）升结肠SSA/P，长径约3mm。病变在NBI模式下呈现褪色调且紧邻瘢痕，诊断为治疗后的复发。

Ⓔ）常规观察：虽然可见白色调，但因不明显而难以辨认。

Ⓕ）NBI放大内镜观察：可见扩张的腺管。

Q4 NBI观察中，如何设置最适宜的结构强调及色彩强调模式？

A4 最好选择结构强调 A8、色彩强调 3 这一模式组合

　　奥林巴斯内镜装置的结构强调有 A0～A8、B0～B8 共18种模式，色彩强调有 0～7 共8种模式。以 NBI 为中心的 JNET 分类的验证研究中使用的是结构强调 A8 模式和色彩强调 3 模式。在不同的模式设置下图像的变化也会很大，由于在较弱的结构强调模式下 surface pattern 会难以辨认，因此选择合适模式评估病变就显得尤为重要（图6Ⓐ～Ⓒ）。由于结肠镜的色彩强调在出厂时会默认设置成与之相匹配的模式3，因此在 NBI 下观察时仅需通过内镜系统的键盘选择合适的结构强调模式即可（出厂时为 A5）。

　　另外，常规观察也有各种结构强调和色彩强调模式选择，最好根据上消化道还是下消化道检查进行适当调整。笔者的研究认为，在大肠背景黏膜没有炎症的情况下，结构强调 A5、色彩强调 3 这一模式组合最能提高大肠病变的能见度，推荐用于临床（图6Ⓓ～Ⓕ）。

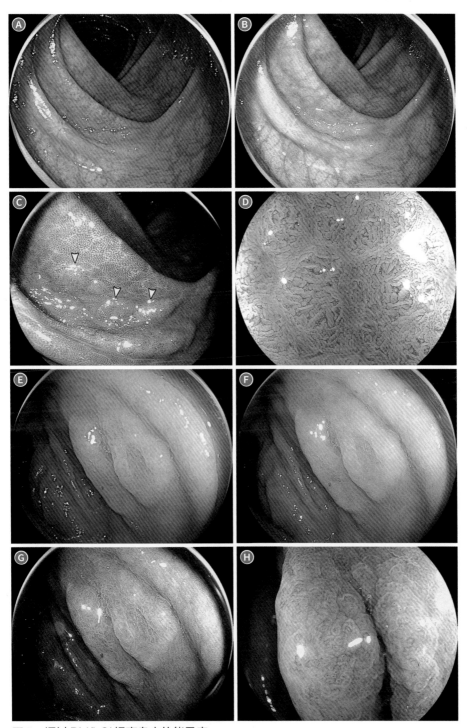

图5　通过BLI/LCI提高息肉的能见度

Ⓐ）升结肠可见长径约25mm的Tis癌。

Ⓑ）LCI模式下视野明亮，病变的一部分呈发红色调，能见度提高。

Ⓒ）BLI模式近距离观察：可见肿瘤的边界（▷）清晰可见。

Ⓓ）BLI放大观察：可见病变中央结构不规则，诊断为JNET分类Type 2B。

Ⓔ）横结肠，长径约15mm，0-Ⅱₐ，SSA/P。

Ⓕ）LCI模式下视野明亮，病变的白色调更加明显，能见度提高。

Ⓖ）BLI模式下白色调病变更加清晰可见。

Ⓗ）BLI放大观察：可见扩张的腺管及扩张的血管。

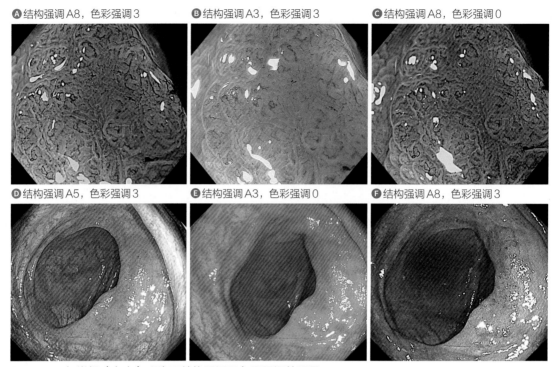

Ⓐ 结构强调 A8，色彩强调 3　　Ⓑ 结构强调 A3，色彩强调 3　　Ⓒ 结构强调 A8，色彩强调 0

Ⓓ 结构强调 A5，色彩强调 3　　Ⓔ 结构强调 A3，色彩强调 0　　Ⓕ 结构强调 A8，色彩强调 3

图6　NBI 与常规（白光）观察下结构强调及色彩强调的设置

Ⓐ）NBI 放大观察（结构强调 A8，色彩强调 3）：可见不规则结构。

Ⓑ）图Ⓐ一致的部位观察（结构强调 A3，色彩强调 3）：surface pattern 不清晰，且 vessel pattern 也细小浅淡，
显示不清。

Ⓒ）图Ⓐ一致的部位观察（结构强调 A8，色彩强调 0）：出现色差，画面整体偏暗，surface pattern 稍显不清。

Ⓓ）降结肠，长径约 20mm，0-Ⅱ$_a$，Tis 癌（结构强调 A5，色彩强调 3）。

Ⓔ）上图同一部位观察（结构强调 A3，色彩强调 0）：病变的能见度稍稍减低。

Ⓕ）NBI 观察：（结构强调 A8，色彩强调 3）病变能见度良好。

📎 参考文献

[1] Japan NBI Expert Team（JNET）：Validation study for development of the Japan NBI Expert Team classification of colorectal lesions. Dig Endosc, 30：642-651, 2018.

[2] Yoshida N, et al：The ability of a novel blue laser imaging system for the diagnosis of invasion depth of colorectal neoplasms. J Gastroenterol, 49：73-80, 2014.

[3] 鶴田　修, 他：【早期大腸癌の深達度診断に EUS と拡大内視鏡は必要か】早期大腸癌深達度診断における拡大内視鏡と超音波内視鏡の役割. 胃と腸, 36：791-799, 2001.

[4] Hayashi N, et al：Relationship between narrow-band imaging magnifying observation and pit pattern diagnosis in colorectal tumors. Digestion, 87：53-58, 2013.

[5] Yoshida N, et al：Ability of a novel blue laser imaging system for the diagnosis of colorectal polyps. Dig Endosc, 26：250-258, 2014.

[6] Horimatsu T, et al：Next-generation narrow band imaging system for colonic polyp detection：a prospective multicenter randomized trial. Int J Colorectal Dis, 30：947-954, 2015.

[7] Yoshida N, et al：Improvement in the visibility of colorectal polyps by using blue laser imaging（with video）. Gastrointest Endosc, 82：542-549, 2015.

[8] Ikematsu H, et al：Detectability of colorectal neoplastic lesions using a novel endoscopic system with blue laser imaging：a multicenter randomized controlled trial. Gastrointest Endosc, 86：386-394, 2017.

[9] Yoshida N, et al：An Additional 30-s Observation of the Right-Sided Colon with Narrow Band Imaging Decreases Missed Polyps：A Pilot Study. Dig Dis Sci, 63：3457-3464, 2018.

[10]Yoshida N, et al：High Enhancement Settings for White Light Observation Improves Colorectal Polyp Visibility in Color Difference Value and an Endoscopist's Visibility. Digestion：1-9, 2018.

1 基础知识

清水誠治

1 层次结构的回声表现

超声内镜检查（EUS）如果使用高频机型，最多可观察到11层肠壁结构，但实际观察中通常只需辨认出**5层结构**即可。从内侧到外侧，奇数层呈高回声，偶数层呈低回声（图1）。对照组织学，第1、第2层相当于液体与黏膜的边界回声及黏膜层（M），第3层大致相当于黏膜下层（SM），第4层相当于固有肌层（MP），第5层相当于浆膜下层（SS）及浆膜层（S）或外层（表1）。另外，第4层内经常可见线状高回声（相当于内环肌、外纵肌之间的结缔组织）。通常应用的20MHz细探头由于距离分辨率（轴向分辨率）的缘故无法清晰地显示出黏膜肌层（MM）。

2 适用于 EUS 诊断的病例

大肠中适用于 EUS 的疾病有大肠癌、SMT/ 非上皮性肿瘤等。

1）大肠癌

癌的回声介于正常管壁的低回声与高回声之间，由于肿瘤的浸润会破坏肠管壁

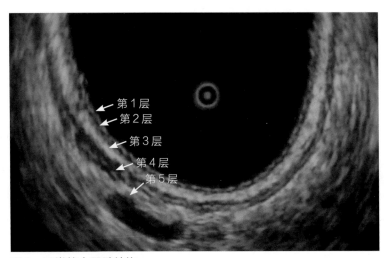

第1层
第2层
第3层
第4层
第5层

图1　正常的大肠壁结构

的层次结构，故可据此来推断浸润深度（图2）。EUS尤其适用于为制订治疗方案而进行的**早期大肠癌的浸润深度诊断**。笔者将大肠T1癌的浸润深度分为3个阶段：

· sm1：SM浸润深度在1000μm以内。

· sm3：浸润至MP附近。

· sm2：介于sm1与sm3之间。

在此分类中，sm1对应的是可通过内镜根治的病变，sm2对应的是可选择通过内镜治疗切除的病变，sm3对应的是无法进行内镜治疗的病变。在诊断浸润深度时，如能将MM作为基准线是最理想的，但实际上很难实现。另外，SM浸润深度的测量在轻度浸润时是可行的，但在高度浸润时基准线的设定就相当困难。因此，浸润深度有时不得不基于EUS模式图来诊断（图3）。目前，据常规观察已经可以一定程度上做出浸润深度的诊断，但当诊断不确定时就需借助EUS。EUS扫查得当，就可以测量出浸润深度，也可在一定程度上推测浸润模式和组织类型。

另外，溃疡性结肠炎相关性肠癌不同于通常的癌，其存在诊断本身就有困难，但EUS可扫查出SM深部浸润的溃疡性结肠炎相关性肠癌。

2）SMT/非上皮性肿瘤

EUS可以探查到肿瘤的回声及局部肠壁的层次结构，在定性诊断和明确是否适合内镜治疗等方面非常有用。由于回声强度的评估因观察者不同有所差异，因此一

表1　EUS下大肠壁的结构

	对应的组织学层次	超声表现
第1层	交界区	高回声
第2层	黏膜层（M）	低回声
第3层	黏膜下层（SM）	高回声
第4层	固有肌层（MP）	低回声※
第5层	浆膜下层（SS）及浆膜层（S）或外层	高回声

※ 内环肌、外纵肌之间的结缔组织呈现线状高回声。

Ⓐ SM（T1）癌　　　　Ⓑ MP（T2）癌　　　　Ⓒ SS（T3）癌

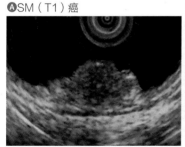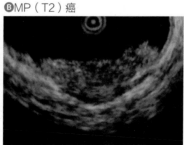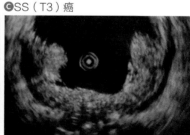

图2　大肠癌的EUS图像

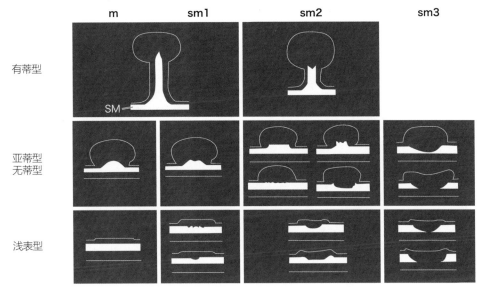

图3 早期大肠癌中各种形态及浸润深度的 EUS 模式图

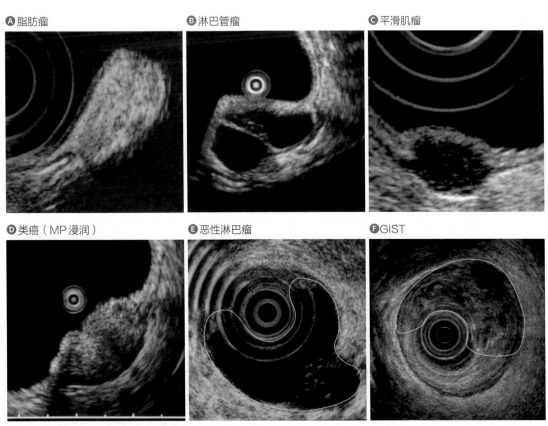

图4 典型的 SMT 病例 EUS 图像

表2　SMT/非上皮性肿瘤的EUS所见

疾病名称	病变所属层次	EUS所见
神经鞘瘤	第3层~	低~较低回声，如伴有囊肿，则为无回声
颗粒细胞瘤	第（2~）3层	低~较低回声/混有不均匀高回声呈马赛克样改变
神经纤维瘤	第3层	低回声肿瘤，边界不清
GIST	与第4层连续	低回声，病灶较大时可伴有高回声及无回声，即回声不均一
血管瘤	第3层	高~较高回声与点状、斑状低回声混合存在
血管球瘤	第3层	较低回声/高~低各种回声混合存在
淋巴管瘤	第3层	多房性囊肿（内腔无回声，分隔高回声）
良性淋巴滤泡性息肉	第3层	低~较低回声
恶性淋巴瘤	第2层~各个层次	低回声，病变较大时内部回声不均匀/滤泡淋巴瘤回声较高
类癌	第2、3层~	低~较低回声
异位胰腺	第3~4层	较低回声肿瘤，内部散在点状或短线状高回声，边界不清
肠管子宫内膜异位症	全层	低回声肿瘤，内部可见多发的斑状高回声
错构瘤性内翻性息肉	第2~3层	较高回声，内部可见无回声~低回声区域。
尾肠囊肿	第4层以深	可见多房性囊肿，囊肿内腔呈低回声
畸胎瘤	第3层~	较高回声的病变内部可见斑状的不均匀分布的高、低回声
阑尾黏液囊肿	第3层~	囊泡，内腔呈低~较低回声
恶性黑色素瘤	各个层次	较低回声/较低回声及较高回声不均匀混合存在
大肠癌（原发性）	各个层次	较低回声
转移性大肠癌	各个层次	较低回声
肠气囊肿病	第3层，第5层	第3层浅层呈线状的高回声及声影

般将回声强度分为5类：回声与SM相同的为高回声，比SM略低的为稍高回声，比MP略高的稍低回声，与MP相同的为低回声，与水回声相同的为无回声。另外，有必要观察病变内部回声均匀或不均匀。典型病例的EUS表现见图4，各种SMT的鉴别要点见表2。

Q 细径探头和超声内镜专用机有何区别？如何选用？

A 厚度10mm以上的病变最好使用超声内镜专用机检查

　　大肠EUS主要使用的是20MHz的细径探头，它经由活检孔道插入，使用起来非常简便，但用于厚度大于10mm的病变时多因声波衰减而导致观察不良。另一方面，超声内镜专用机的画质良好，对较厚病变和深部结构的扫查效果也非常出色。但目前市面上还没有用于下消化道的超声内镜专用机，只能用上消化道专用机来代替，因此不适合用于深部结肠扫查，通常仅限于扫查直肠病变。

参考文献

[1] 山中恒夫：コンセンサス・ミーティング 1：EUS 壁構造の解釈. Gastroenterol Endosc，43：1091–1092，2001.

[2] 相部　剛：超音波内視鏡による消化管壁の層構造に関する基礎的，臨床的研究（2）食道壁，大腸壁の層構造について. Gastroenterol Endosc，26：1465–1473，1984.

[3] 清水誠治，他：sm 浸潤度細分類に基づく早期大腸癌の EUS 深達度診断. 胃と腸，29：1271–1278，1994.

[4] 清水誠治，他：colitic cancer / dysplasia の画像診断 超音波内視鏡を中心に. 胃と腸，43：1325–1334，2008.

[5] 清水誠治，他：下部消化管非上皮性腫瘍の EUS 診断 そのほかの粘膜下腫瘍を含めて. 胃と腸，47：515–525，2012.

第6章 超声内镜诊断

② 浸润深度诊断

斉藤裕輔，小林 裕

前言

随着浅表型大肠肿瘤的检出率不断增加及 EMR、ESD 技术的普及，以及对早期大肠癌的内镜治疗、根治标准的确立，早期大肠癌的术前浸润深度诊断变得更为重要。适用于浸润深度诊断的检查有灌肠 X 线造影检查、常规内镜检查、放大内镜检查等，但超声内镜检查（Endoscopic ultrasonography，EUS）、高频超声探头（high-frequency ultrasound probe，HFUP）检查与上述检查不同，它们可以得到类似于病理切面图的断层图像，具有客观性，这是其他检查方法所没有的优点。

本章节将介绍在大肠上皮性肿瘤的诊断中高频超声探头检查的适应证、检查手法、扫查病变的诀窍及诊断效果。另外，也将阐述对扫查困难的病例如何获取良好图像的技巧。

1 EUS 种类

大肠诊断所用的 EUS 大致分为 2 类：EUS 专用机，可经活检孔道插入的 HFUP。

1）EUS 专用机

EUS 专用机前端硬性部分略长，与普通结肠镜相比插入深部结肠的难度较大，不适合用于筛查。但由于清晰度高，可用于**直肠病变的评估**。

2）HFUP (图 1)

经活检孔道插入的 HFUP 可以在常规结肠镜检查**发现病变的同时进行扫查**，也可在内镜直视下确认扫查部位。相比于 EUS 专用机，HFUP 在大肠的任何部位都能轻松实现扫查。HFUP 也能更简便地获取消化道超声扫查图像，尤其是对于刚开始接触大肠 EUS 操作的内镜医生，推荐使用 HFUP。

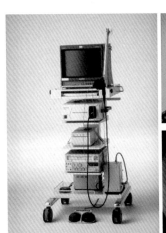
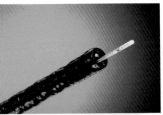
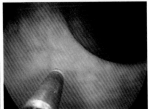

图1 HFUP

2 HFUP 的适应证

EUS 可得到与病变的病理切面图相近的断层图像，这是灌肠 X 线造影和结肠镜等其他检查方法所没有的优点。它适用于所有的大肠疾病，但一般来说与大肠炎性疾病相比，它在**肿瘤性病变**中诊断价值更大。另外，对于**非上皮性肿瘤（含 SMT），**EUS 在浸润深度、性质诊断、制订治疗方案方面也非常有用。**早期大肠癌的浸润深度诊断**也是 HFUP 的良好适应证，2019 年版《大肠癌治疗指南·医师用》指出：术前诊断为早期癌（Tis 癌，T1a 癌），推荐内镜切除；而对于 T1b 癌，则推荐外科手术切除。因此，Tis 癌、T1a 癌与 T1b 癌准确的术前鉴别诊断非常重要，而 HFUP 正是一种用于鉴别的有效检查手段。

另外，2014 年版《大肠息肉诊疗指南》也推荐 EUS 用于早期大肠癌浸润深度的诊断（推荐级别：弱推荐）。

3 HFUP 的检查手法

1）脱气水充盈法

使用 HFUP 时为了获得肠壁的断层图像，需要借助不含气体的水（脱气水）或温水在黏膜表面形成透声窗（脱气水充盈法）。胃和食道的检查必须用脱气水，而大肠检查用**普通温水**就足够了。

一般来说，直肠到乙状结肠的远端大肠注水量较少，为 150～200mL；而横结肠到升结肠的深部大肠注水量较多，一般 300mL 以上。为了不混入气泡，需缓慢地注入温水。

2）利用 HFUP 高质量扫查病变的诀窍

约有 10% 的 HFUP 检查不能获得高质量图像，现将其原因和解决对策列举如下。

Q1 如何较好地使水贮存在观察区域？

A1 使用肠道蠕动抑制剂 / 初期注入足量水分

为了扫查浸水状态下的病变，必须抑制肠道蠕动，可注射抗胆碱药、胰高血糖素或给予薄荷油。另外，一开始注入足量水分，然后边吸引水分边检查也非常重要。

Q2 如何扫查位于急峻弯曲部位的病变、结肠袋上及内侧的病变？

A2 变换体位及调控水量，使用钳子协助压迫

除了变换体位及调节水量之外，如果所在机构可使用双钳道内镜，可从另一钳道孔送入辅助钳，压住结肠袋进行检查。

Q3 对于难以进行内镜下正面观察及 HFUP 扫查的病变有何应对诀窍？

A3 处理策略可参照 A2

即使按照上述处理策略操作，HFUP 检查还是有一定局限性，因此检查时前一定要认清这点。

3）获得良好图像的技巧

（1）扫查时应重点关注超声画面而非内镜画面

虽然通过操控内镜使病变与超声探头之间保持适当的距离慢慢进行全方位扫查相当重要，但此时关注点不在内镜画面上，而应边注视超声画面边进行扫查，这才是获得高质量超声图像的诀窍。另外，扫查前用内镜大致锁定可疑高度浸润的区域，然后对该区域进行重点扫查，对提高诊断准确率也相当有用（图 2）。

 如果一边盯着内镜图像一边进行超声扫查，就无法将精力集中在超声图像上，这会妨碍内镜医生的进步。超声图像的上下左右移动与内镜操作相反，刚开始会让操作者感到非常混乱，但随着操作数量的增加很快就会适应。因此边看超声图像边扫查的习惯非常重要。

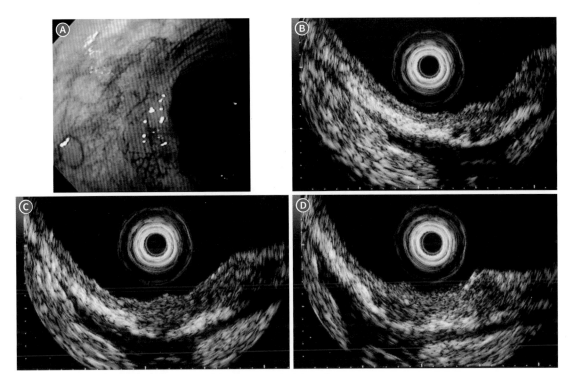

图2　浸润处的靶向扫描（直肠 Ra，T1b 癌，SM 1500μm）

Ⓐ）内镜大致锁定浸润区域。Ⓑ，Ⓒ）从周围开始慢慢向浸润区域扫查。Ⓓ）重点扫查浸润区域。

（2）尝试抵住病变进行扫查

在隆起型病变中，由于声波随距离衰减，有时会出现难以扫出浸润侧前沿部分的情况。这时，可将探头抵在病变顶部或基底部进行扫查，就可扫出浸润最深部。不过，由于这种扫查方式有时会导致出血，所以最好在**内镜观察完成后进行**（图 3）。

（3）预先注入足量温水

如果预先注入较多温水，即使肠道蠕动也会留有充足水分以供扫查。另外，边吸水边扫查病变也可防止肠壁的过度伸展，从而得到肠壁层次清晰的高质量图片（图 4）。

4）克服声波深部衰减与扫查淋巴结转移

20MHz 的 HFUP 频率高，空间分辨率较高，但声波随距离衰减，因此高度较高的病变其深部浸润深度往往难以判断。笔者对**高度小于 6mm 的病变会使用 HFUP**，**对高度大于 6mm 的隆起型病变则使用 12MHz 以下的低频探头**（图 5）。另外，由于 20MHz 的探头能够获取良好画质的扫查范围仅为 2cm，因此不适合诊断壁外的淋巴结转移。当 HFUP 诊断为 T1b 癌需要确认**淋巴结转移**时，推荐 **12MHz** 或 **7.5MHz** 的探头。

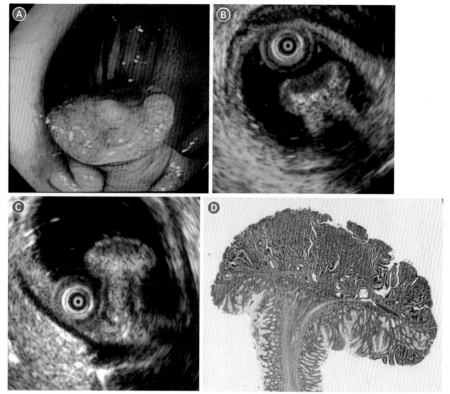

图3　抵住病变顶部及基底部进行扫查（乙状结肠，长径约 12mm，0-I$_p$，T1a 癌）

抵住隆起型病变的顶部及基底部后扫查，从而准确判断浸润深度的病例 [乙状结肠处长径约
12mm，0-Ip，T1a 癌（SM 900μm）]。

Ⓐ）内镜图像。Ⓑ）顶部开始扫描。Ⓒ）基底部开始扫描。Ⓓ）病理组织学所见。

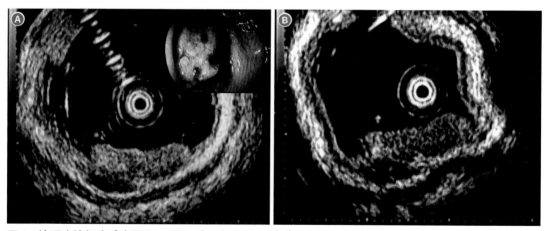

图4　边吸水边扫查（直肠 Rb，T1b 癌，SM 6000μm）

最开始预充较多水，然后开始扫查（图 Ⓐ）。通过边吸水边扫描使肠壁稍稍"变厚"，层次结构变得清晰从而获得高质量
图像。

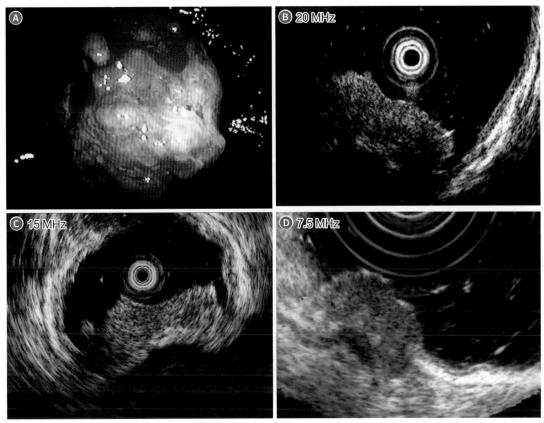

图5 直肠 Ra，长径 22mm，0-Is，T1b 癌（SM 5000μm）

Ⓐ）病变高度约 8mm。Ⓑ）20MHz 的高频声波在病变深部明显衰减导致诊断困难。Ⓒ）15MHz 高频声波可扫查出病变最深部，但扫查得不充分。Ⓓ）7.5MHz 的高频声波可完整呈现病变最深部，据此诊断为 T1b 癌。综上，病变较高时有必要换用与之对应的低频探头。

4 正常大肠管壁的 HFUP 图像

　　20MHz 的 HFUP 下正常的大肠管壁结构呈现为 9 层，第 1 ~ 第 3 层是黏膜层（M），第 4 层的线状低回声层是黏膜肌层（MM），第 5 层的高回声层是黏膜下层（SM），第 6 ~ 第 8 层是固有肌层（MP），在第 6 层内环肌层与第 8 层外纵肌层之间的第 7 层的线状高回声层为固有肌层间回声（相当于交界回声）。第 9 层高回声层相当于浆膜（外膜）下层（SS）及更外层（图 6）。使用 SP-701 探头（富士能公司）扫查时，病变正下方或病变周边的正常黏膜的 MM 扫查显示率约 46.5%（87/187）。但是，即使没有扫查出 MM，也不影响诊断第 5 层的 SM 浸润。

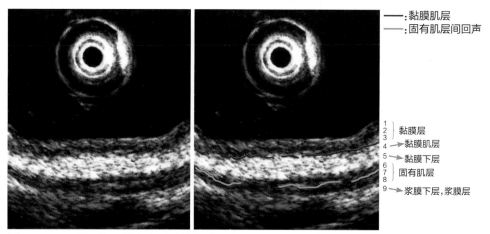

图6　HFUP 显示的正常大肠肠壁结构（SP-701，20 MHz）

大肠肠壁的 9 层结构显示，管腔侧方向开始的第 1～ 第 3 层相当于黏膜层，第 4 层的线状低回声层（——）相当于黏膜肌层，第 5 层相当于黏膜下层，第 6 层相当于内环肌层，第 7 层的线状高回声层相当于固有肌层间回声（——），第 9 层相当于浆膜下层以外。

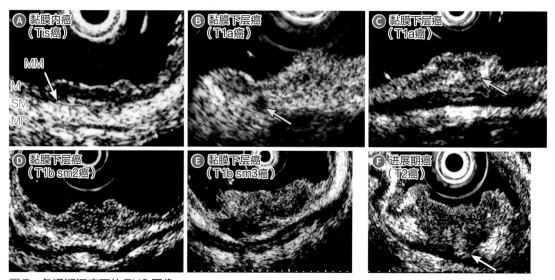

图7　各浸润深度下的 EUS 图像

5　早期大肠癌的 HFUP 图像

图 7 为各浸润深度下的 HFUP 图像。腺瘤、Tis 癌是局限在黏膜内的低回声肿瘤，病变正下方可见 MM（图 7**Ⓐ**）。T1a 癌是低回声肿瘤，伴有 SM 轻度浸润（图 7**Ⓑ**、**Ⓒ** ⇨）。不伴有 SM 浸润的浅表型癌中扫查出的淋巴滤泡有时候会成为误诊的原因；而淋巴滤泡伴有癌浸润的情况也会碰到，这些情况的鉴别相对困难，需要注意。T1b（以前分类属于 sm2）癌表现为低回声肿瘤中等量浸润 SM（图 7**Ⓓ**）。T1b

表1　HFUP对大肠癌浸润深度的诊断
（274例）

病理诊断＼HFUP诊断	Tis、Tia	T1b
Tis、Tia	108	15
T1b	48	103

诊断准确率：77.0%（211 / 274）。

各浸润深度诊断准确率
Tis、T1a：69.2%（108/156）vs T1b：87.3%
（103/118）。$P < 0.01$（卡方检验）

表2　HFUP对不同肉眼分型的浸润深度诊断准确率

Ⓐ123例隆起型病变

病理诊断＼HFUP诊断	Tis、Tia	T1b
Tis、Tia	36	10
T1b	27	50

Ⓑ151例浅表型病变

病理诊断＼HFUP诊断	Tis、Tia	T1b
Tis、Tia	72	5
T1b	21	53

准确率：69.9%（86/123）—— $P < 0.05$ —— 准确率：82.8%（125/151）。
（卡方检验）

隆起型
Tis、T1a：57.1%（36/63）┬ T1b：83.3%（50/60）
　　　　　$P < 0.05$（卡方检验）

浅表型
Tis、T1a：77.4%（72/93）┬ T1b：91.4%（53/58）
　　　　　$P < 0.05$（卡方检验）

$P < 0.05$
（卡方检验）

癌（以前分类属于sm3）表现为低回声肿瘤大量浸润SM，而MP完整（图7Ⓔ）。T2癌（MP）表现为第5层的SM断裂，低回声肿瘤浸润第6～第8层的MP（图7Ⓕ⇨）。

6　HFUP 对于早期大肠癌的深度判断

　　将笔者所在医院自2008年1月至2017年12月进行早期大肠癌HFUP检查的274例病例（除外29例无法成功扫查）按肉眼形态分为：隆起型病变123例，浅表型病变151例。表1所示为HFUP对浸润深度的诊断能力。通过内镜切除或外科手术后统计的总体诊断准确率为77.0%，并不高，这是因为内镜下只对怀疑为T1癌的病变进行HFUP，而对明显的腺瘤及Tis癌则未施行HFUP。从不同浸润深度来看，T1b癌的浸润深度诊断准确率高于Tis、T1a癌，因此HFUP更适用于怀疑有高度浸润可能的病变（表1）。从不同肉眼形态的浸润深度诊断准确率来看，浅表型的诊断准确率达82.8%，显著高于隆起型（69.9%）的诊断准确率（$P<0.05$，卡方检验）（表2）。无论

哪种肉眼分型，T1b 癌的准确诊断率均显著高于 Tis、T1a 癌。此外，浅表型的 T1b 癌的准确率显著高于隆起型的 T1b 癌，因此可以认为 HFUP 最适用于怀疑为 T1b 癌的浅表型病变。

7 将来 EUS 在早期大肠癌诊疗中的作用

过去一度认为 SM 浸润距离之外的淋巴结转移不属于 T1 癌的危险因素，但近年来有报道指出 T1 癌中仍有较低的淋巴结转移率（1.2% ~ 1.4%）。另外，无论是从今后人口老龄化加剧、并发症增多的角度，还是从对 T1b 癌进行诊断性完全切除的内镜治疗病例数增加角度来看，术前使用 EUS 测量 SM 浸润距离并确认癌浸润侧前沿与 MP 间有无空间，对于准确诊断 T1b 癌能否通过 ESD 完整切除都是很有必要的。未来随着大肠 T1b 癌内镜下治疗的适应证的逐步扩大，EUS 将会成为必要的检查方法，因此消化内镜医生很有必要精通 EUS 技术。

小结

ESD 已被用于早期大肠癌的治疗，即使对于较大的病灶，也可以进行整体切除。随着这项技术的革新，部分曾经属于外科手术适应证的 T1b 癌也可尝试完全切除活检（即所谓诊断性治疗）。EUS 是能从垂直断面直接观察大肠癌浸润的唯一检查方法。今后对 T1b 癌的完全切除活检会成为内镜治疗的扩大适应证，故 EUS 可能会成为完全切除术前评估可行性的有力检查手段。

参考文献

[1] Saitoh Y, et al：Prevalence and distinctive biologic features of flat colorectal adenomas in a North American population. Gastroenterology, 120：1657-1665, 2001.

[2] Kudo S：Endoscopic mucosal resection of flat and depressed types of early colorectal cancer. Endoscopy, 25：455-461, 1993.

[3] Tanaka S, et al：Endoscopic submucosal dissection for colorectal neoplasia：possibility of standardization. Gastrointest Endosc, 66：100-107, 2007.

[4]「大腸癌治療ガイドライン医師用 2019 年版」（大腸癌研究会 / 編），金原出版，2019.

[5] Saitoh Y, et al：Efficacy of high-frequency ultrasound probes for the preoperative staging of invasion depth in flat and depressed colorectal tumors. Gastrointest Endosc, 44：34-39, 1996.

标本处理——进行正确的病理诊断

上杉宪幸，菅井 有

前言

近年来，大肠肿瘤性病变的内镜诊断及治疗得到飞速进步，对切除标本进行病理诊断的重要性也在不断提高。正确的病理诊断不仅决定了患者的治疗方案，而且有助于内镜诊断中对内镜图像的对比研究。毫不夸张地说，准确的病理诊断可以推动内镜诊断的进步，而病理诊断的前提条件是标本的规范处理。

基于这些观点，本章对内镜切除标本的正确处理进行阐述。

1 标本的适当伸展、固定

为了对切除标本进行准确的病理诊断，应妥当地处理标本，即切除标本的适当伸展、固定和改刀都很重要。切缘诊断的前提是要获取离病变距离最短的切缘的切面。遇到无法获取最短切缘的切面，或标本太小而导致周围的非肿瘤黏膜无法充分伸展及切出等情况时，就难以判断是否完全切除。内镜和病理所见的比对也依赖于切除标本的适当伸展和固定。如果没有适当的伸展和固定就难以进行准确比对。

带蒂型病变和无蒂型病变的标本处理多少有些不同。**带蒂型病变中**由于没有将蒂部断端制成合适标本的情况非常之多，故有必要用**标本针固定，防止蒂部弯曲**。（图1，图2）。另外，带蒂型病变的标本制备也需要沿着**蒂部长轴进行改刀**（图3）。

对于**无蒂型病变**，如果标本处于卷曲状态时就加以固定，那么切缘就难以评估，也就难以获取准确的病理诊断。为了不让病变周围的正常黏膜卷入病变的内侧，可用**小钳子等牵拉住侧方黏膜**，并用细针穿入周围正常黏膜，从而将其固定在橡胶板或软木板上。

在伸展和固定时，应尽量使用难以生锈的细针，必须在标本上施加均等的张力使其伸展。如果可能，最好参照内镜图像进行操作。使标本获得良好伸展的诀窍是：首先大致用几根标本针钉住标本，然后在它们之间用其他标本针犹如插空般一边勾拉开黏膜，一边均等地钉入。

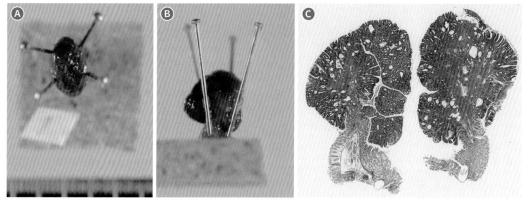

图1 带蒂型病变的规范固定

Ⓐ，Ⓑ）防止蒂部弯曲的固定方法。Ⓒ）同一标本的病理图（低异型度管状腺瘤）。

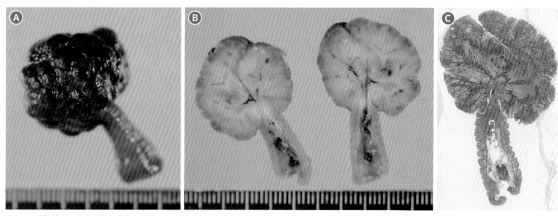

图2 带蒂型病变的取材方法

Ⓐ）Ip 型隆起型病变。Ⓑ）沿着蒂部长轴进行取材。Ⓒ）同一病变的病理图（Peutz-Jeghers 型息肉）。

2 内镜切除标本的改刀技巧

　　为了使切除标本与内镜图像进行正确比对，在充分确认内镜图像后，利用实体显微镜观察取出的标本，在明确重点关注区域之后再进行改刀非常重要。在实体显微镜下观察时，必须像内镜下那样喷洒色素染色，充分观察其表面结构（图4）。

　　浸润深度诊断和切缘判定方面，需要获取病变浸润**最深处**以及**接近切缘部位的组织切片**，为此需要在实体显微镜下对这些部位进行辨认后再行改刀（图5）。

　　有条件的话，改刀工作最好由内镜医生与病理医生共同协作完成。对所见进行详细讨论，充分沟通，这样才能使内镜所见与病理所见准确比对，从而最终获得正确的病理诊断。

　　对带蒂型病变或无蒂型病变进行改刀时，脑海中应有一个概念：石蜡块进行切片时为了暴露组织**最大面**，需要进行修片（即削除并丢弃少许组织切面）。故下刀时应稍微偏离**最想观察的病理切面**（留出足够的空间用于修片），这样才能得到最理想的标本。

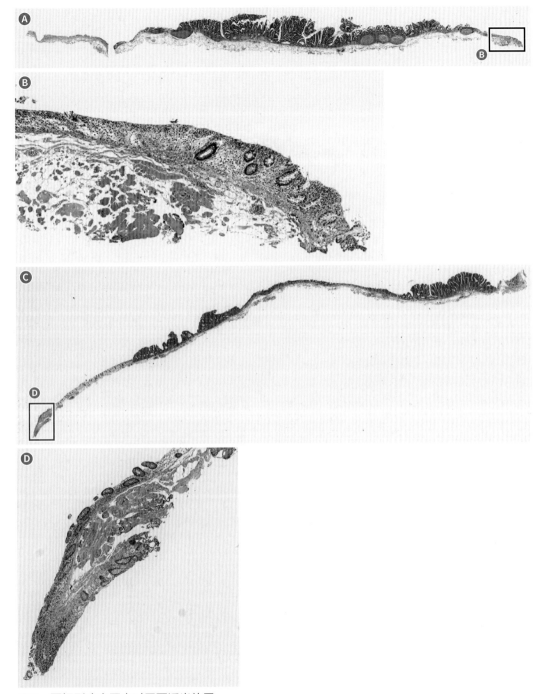

图3 平坦型病变固定时需要适当伸展

Ⓐ，Ⓑ）适当伸展的标本。Ⓐ：病理图；Ⓑ：侧方切缘的放大观。

Ⓒ，Ⓓ）伸展不佳的标本。Ⓒ：病理图；Ⓓ：侧方切缘处。固定时黏膜处于弯折状态。

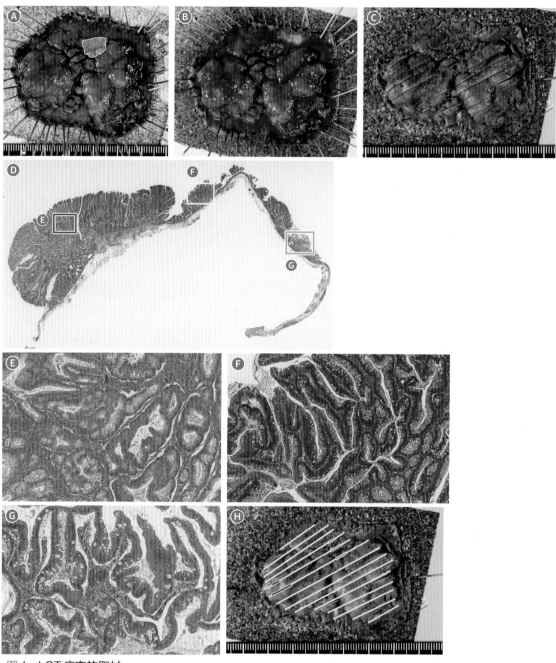

图4 LST病变的取材

Ⓐ, Ⓑ) 切除标本的染色图像，□和□是内镜下的重点关注区域。

Ⓒ) 改刀图像。切割线通过重点关注区域。

Ⓓ) 病理图。

Ⓔ ~ Ⓖ) 内镜切除标本的病理组织学图像。Ⓔ：腺癌；Ⓕ：低异型度管状腺瘤；Ⓖ：TSA 成分。

Ⓗ) 复原图。▬：管状腺瘤；—：TSA 成分；▬：腺癌（M）。

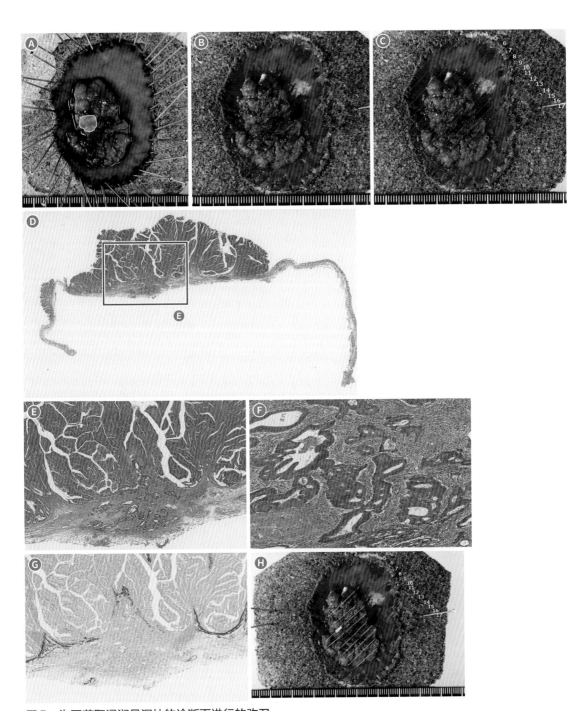

图5 为了获取浸润最深处的诊断而进行的改刀

A，B）内镜切除标本的染色图像。□是内镜判断病变浸润最深处。

C）改刀图像。切割线通过病变最深处。

D）病理图。□：为病变浸润最深处。**E**）□：弱放大。**F**）□：弱放大，浸润至 SM 的腺癌。**G**）浸润处的 Desmin 免疫组化染色。

H）复原图。━：管状腺瘤；━：腺癌（M）；═：腺癌（SM）。

3 申请病理送检时的要点

  将内镜切除标本送检病理时，最基本的是要将内镜医生的所见和诊断准确地传达给病理医生。为此，将切除前的内镜所见、切除时所见以及切除后标本所见准确地传达出去就尤为重要。内镜医生也要仔细观察切除标本，并与内镜所见充分比对。

  如果有条件，最好附上内镜图像和切除的新鲜标本图像，再以图解等方式注明重点关注区域所见，再申请送检病理。笔者经常看到病理诊断申请单中仅附有内镜图像而没有描述内镜所见，要认识到并非所有病理医生都精通内镜所见，因此有必要对内镜所见加以适当描述。

小结

  本章主要阐述大肠癌内镜切除标本的规范化处理。准确的病理诊断对内镜诊断的进一步发展来说必不可少。为此，内镜医生需要知晓病理知识，病理医生也需要学习内镜诊断。为了获得更高精度的诊断，内镜医生和病理医生应在日常工作中加强协作，开展联合诊断。

■ 参考文献

[1] 藤井茂彦，他：病理診断からみた ESD の意義と問題点. 消化器内視鏡，20：282-289，2008.
[2] 味岡洋一，他：大腸表面型腫瘍の診断と治療　病理組織学的評価における問題点　腫瘍局所遺残の判定，sm 癌のおけるリンパ節転移（微小転移を含む）の評価について. 消化器外科，25：1683-1690，2002.
[3] 「大腸癌治療ガイドライン：医師用 2019 年版」（大腸癌研究会 / 編），金原出版，2019.

上皮性病变？非上皮性病变？

斉藤裕輔，藤谷幹浩

女性患者，58岁，因粪便隐血阳性而接受结肠镜检查，结果提示升结肠病变。

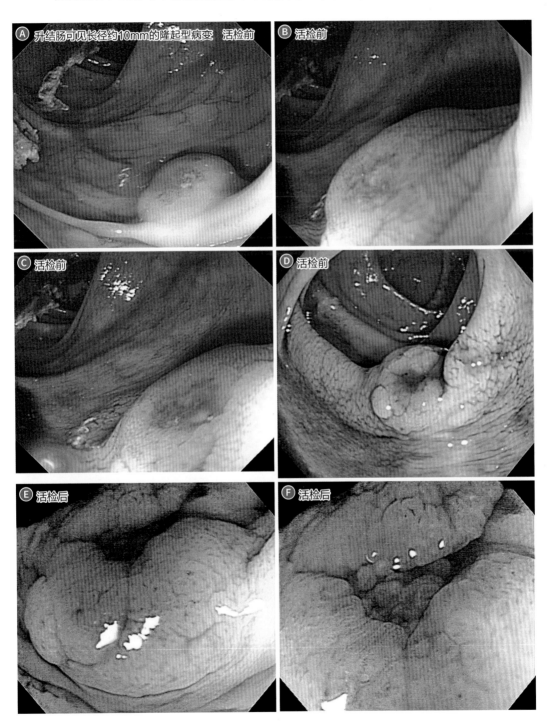

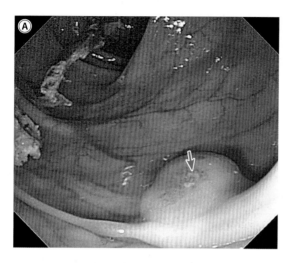

- 升结肠可见长径约 10mm 略不规则的 SMT 样隆起型病变。

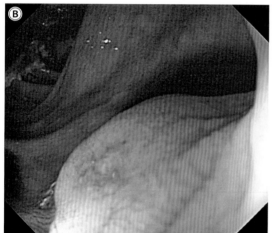

- 病变顶部附有白苔（Ⓐ ➤），靛胭脂染色后近距离放大观察也未见清晰的表面结构，故很难判断病变属于上皮性肿瘤还是非上皮性肿瘤（Ⓑ，Ⓒ）。
- 但是，病变整体形态并非呈圆形，而呈现不规则形态，怀疑为 SMT 样的上皮性肿瘤，病变白苔处深凿活检，病理诊断为中分化腺癌。

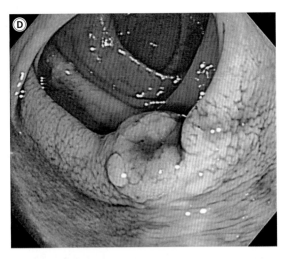

● 活检后再次内镜检查，由于受活检影响，病变形态与初次检查时略有不同（ⓓ）。

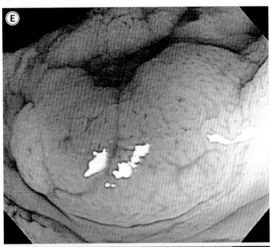

● 尤其是病变顶部的凹陷处呈现明显的不规整形态（ⓔ），近距离放大观察可见凹凸不整的上皮性成分（ⓕ ➤）。

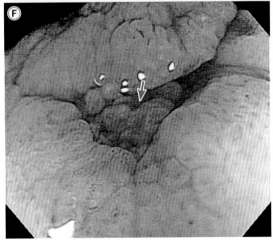

【应重视的内镜所见】

● 初次内镜检查中，即使近景放大，也由于 SMT 样隆起顶部的凹陷附有白苔而难以判断为上皮性肿瘤还是非上皮性肿瘤。

●但常规观察下病变整体形态并非圆形，而呈现不规则的 SMT 样形态，故应高度怀疑 SMT 样形态的癌 （Ⓐ）。

2 EUS 及灌肠 X 线造影所见

【EUS】

●病变整体几乎呈无回声表现 （Ⓖ），部分呈现线状回声的低回声肿瘤结构向 SM 中等量浸润，但 MP 仍完整 （Ⓗ）。

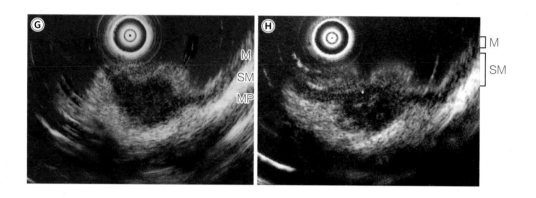

【灌肠 X 线造影】

●升结肠的结肠袋上可见长径约 10mm 表面光滑且顶部残留有钡斑的类圆形隆起型病变 （Ⓘ），变换体位后近距离的侧面观图像见Ⓙ，侧面观结肠袋上的病变呈现 Ω 状或弧状形态 （Ⓚ），浸润深度诊断：SM 中 ~ 深层浸润。

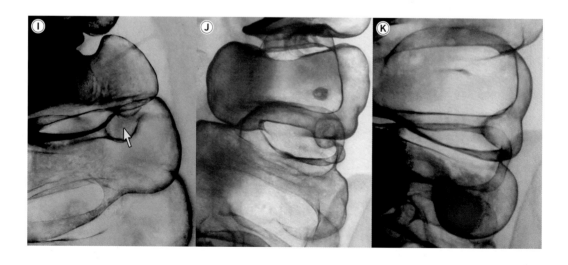

3 病理组织学所见

【切除标本】

- 根据上述表现诊断为 SM 中 ~ 深层浸润癌，患者接受了外科手术。术后标本可见升结肠上长径约 12mm 的覆有正常黏膜的 SMT 样缓坡隆起型病变（Ⓛ），实体显微镜可见边界明显的凹陷面（Ⓜ，Ⓝ）。

【病理图】

- 光镜下可见 SMT 样的 0-Ⅱa + Ⅱc 型早期癌，癌的露头部分隐约可见，并向 SM 中等浸润（Ⓞ）。正常黏膜与癌的边界非常明确（Ⓟ➤），内镜下的凹陷处与病理下癌的显露部分具有一致性（Ⓠ）。

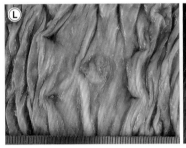

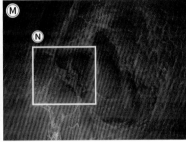

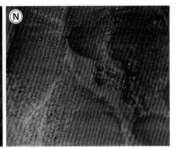

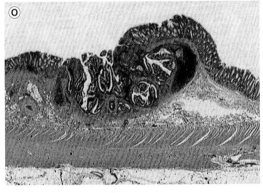

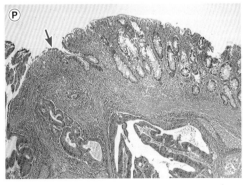

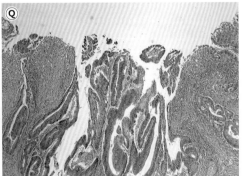

第 **8** 章　病例学习（Case Study）

●升结肠，长径 12mm，0-Ⅱa ＋Ⅱc（SMT 样），T1b。

●中分化腺癌，pT1b［SM 1800μm］，Ly0，V0，BD1，pN0。

建议

●放大内镜对于大肠癌的诊断非常有用，但也会遇到如同本例 SMT 样癌那样诊断非常困难的情况。不要过度依赖放大内镜观察，放大内镜所见、常规观察的相互反馈（feedback）对于病变的诊断也相当重要。

●EUS 及灌肠 X 线造影的联合运用对于 T1b 癌的诊断也非常有用。在内镜下难以判断浸润深度时，联合使用 EUS 及灌肠 X 线造影能提高浸润深度判断的准确性。

Case 2 上皮性肿瘤？非上皮性肿瘤？

佐野村　誠

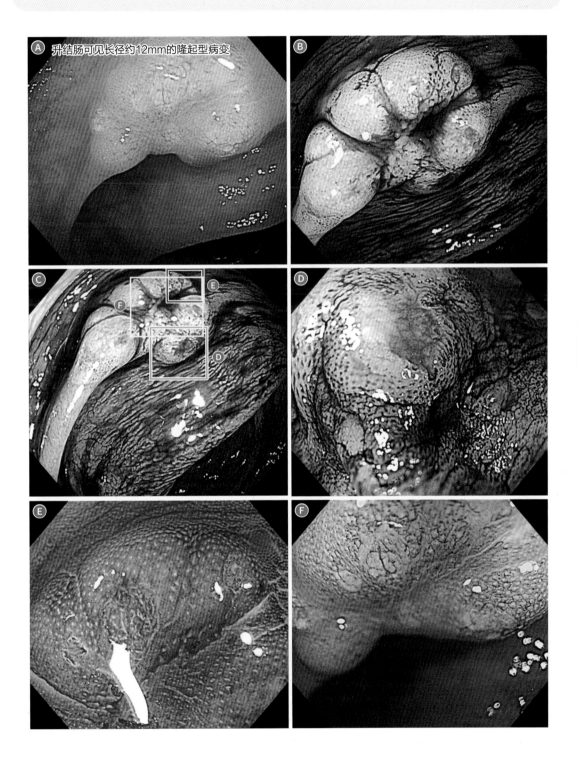

Ⓐ 升结肠可见长径约12mm的隆起型病变

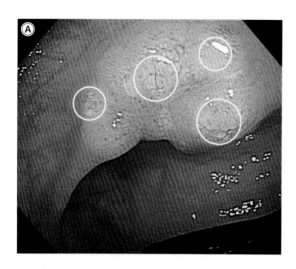

【常规观察】

● 升结肠处长径约 12mm 的中央稍凹陷、呈结节状的 SMT 样隆起型病变，伴有皱襞牵拉。

● 表面可见散在黏膜褪色区域（◎）。

● 常规观察下难以鉴别是上皮性肿瘤还是非上皮性肿瘤，只能诊断为 SMT 样病变。

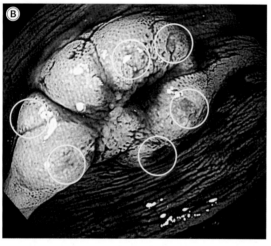

【靛胭脂染色】

● 靛胭脂染色后病变呈 SMT 形态，可见多处正常黏膜缺失的区域（◎）。

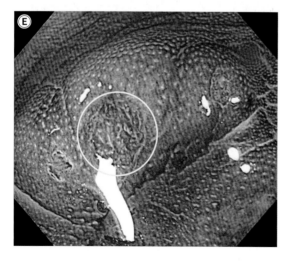

【结晶紫染色放大】

● 病变的大部分呈 I 型（或 II 型）pit pattern。

● 褪色黏膜的放大观察可见 pit 边缘不规整，内腔狭小，诊断为 V_I 型高度不整（◎）。该区域可以看作癌性腺管显露于表层的地方。

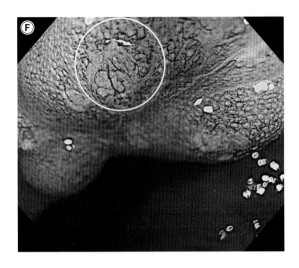

【NBI 放大】

● 褪色黏膜区域外可见反映正常大肠黏膜的 JNET 分类 Type 1 成分。

● 部分区域可见不规则的 surface pattern 和不规则血管（口径不一、蛇行），诊断为 JNET 分类 Type 2B（◎）。

2 EUS 及灌肠 X 线造影所见

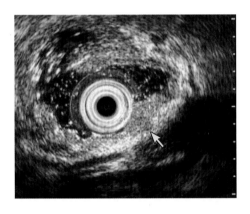

【EUS】

● 20MHz 的细径探头观察，可扫查到主要位于第 2、第 3 层的低回声区域。

● 病变到达第 3 层（SM）中层（⇨），即 EUS-SM2 的表现。

● 低回声肿瘤，可见类似于滤泡样的结构，提示存在淋巴滤泡。

【灌肠 X 线造影】

● SMT 样上抬，病变顶部可见浅凹陷（⇨）。

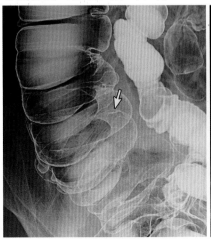
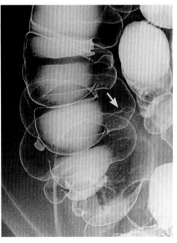

切除标木

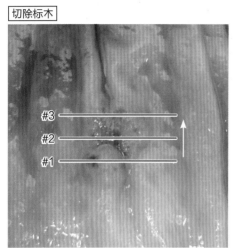

切片位置

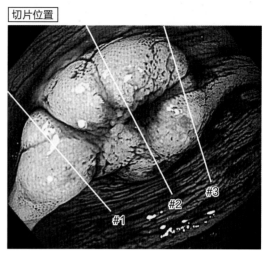

【手术方式】腹腔镜下右半结肠切除术

【病理组织学】

- 病变呈现为 SMT 样形态（①），显著的淋巴细胞浸润，癌性腺管浸润至 SM（⇨）。
- SM 可见淋巴滤泡聚集（②▷）。
- 在 V_1 型高度不规则 pit pattern 结构的褐色黏膜区域中，可见露头于表层的中分化管状腺癌（③）。

切片#2

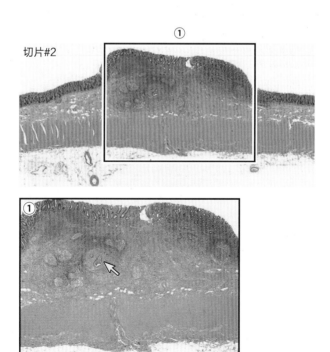

切片#3

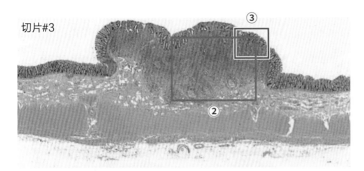

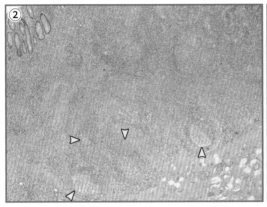

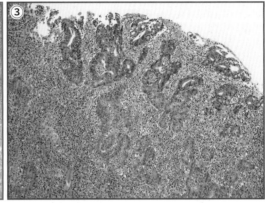

【最终病理诊断】

- 腺癌（tub1 ＞ tub2）伴淋巴样间质。
- pT1b（SM 1250μm），INFb，Ly0，V0，BD1，N0。

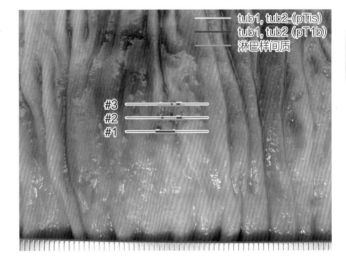

tub1, tub2 (pTis)
tub1, tub2 (pT1b)
淋巴样间质

#3
#2
#1

建议

- 在大肠肿瘤性质的诊断方面，pit pattern 诊断及 NBI 放大观察非常有用。
- 对于 SMT 形态的大肠癌的诊断，辨认露头于表层的癌非常重要。

根据内镜所见可以预测病理组织学特征吗？

嶋田賢次郎，永田信二

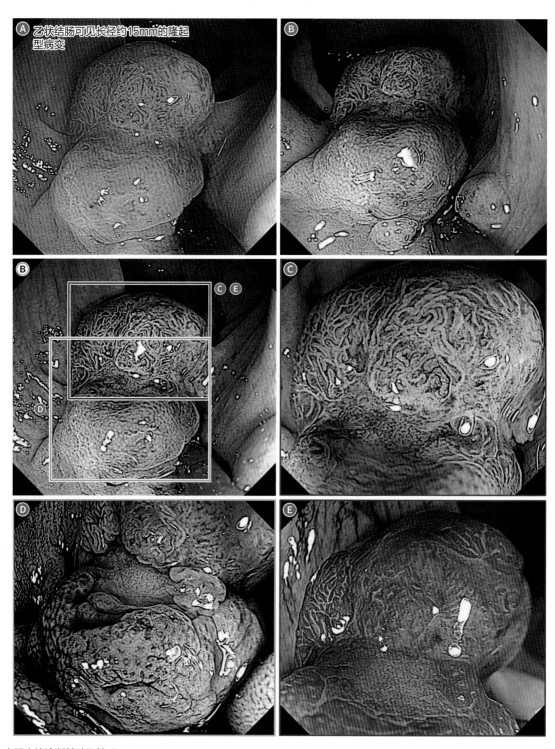

A 乙状结肠可见长径约15mm的隆起型病变

1 应关注哪些内镜所见？

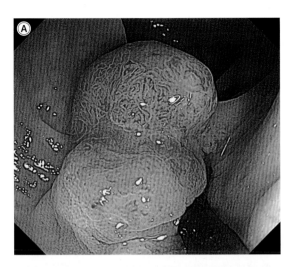

【常规观察】

● 病变口侧的隆起呈上皮性肿瘤的表面结构，而肛侧隆起表面黏膜为正常色调，整体呈缓坡状 SMT 样隆起。

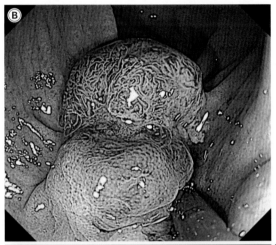

【NBI 放大】

● NBI 观察 SMT 样隆起处（█）可见正常腺管所呈现的 surface pattern，口侧隆起可进一步分为 2 个区域。同部位放大观察显示，█处的 surface pattern 规则，而 █ 处的 surface pattern 不规则，推测恶性程度稍高。

● 凹陷处（█）的 surface pattern 呈白色的 pit 样结构，虽算不上无结构区域，但不甚清晰，vessel pattern 可见血管径大小、分布不均，诊断为 JNET 分类 Type 2B。

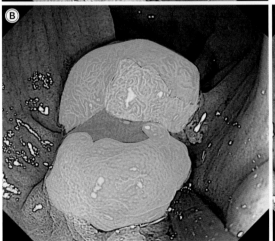

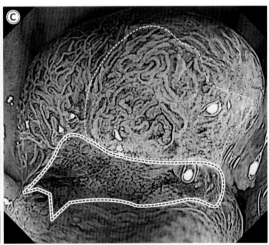

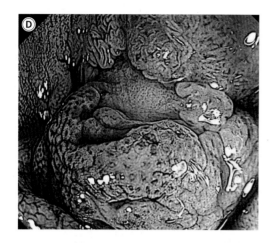

- 靛胭脂染色后中央的凹陷更加明显，靛胭脂染色是捕捉病变凹凸变化最有效的方法。
- 结晶紫染色可见中央凹陷处的 pit 呈边缘不规整，狭小，间质区域的染色不良。pit pattern 诊断为 V_I 型高度不规则。

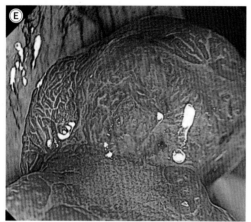

- 虽然病变口侧的隆起呈腺瘤或 Tis 癌的内镜所见，但凹陷处却为 T1b 癌的内镜所见，SM 浸润的癌抬举正常黏膜从而形成了肛侧的隆起。

2 EUS 所见

- 对病变肛侧的隆起部位进行 EUS 观察，病变呈现低回声区域。病变向 SM 凸入（▷），诊断为 SM 浸润癌（T1）。
- 同时，肿瘤与肌层之间明确存在 SM（■）。
- 虽然对于 cT1b 癌的标准治疗为外科手术，但若选择完整的诊断性 ESD 切除术，则术前需要 EUS 确保肌层邻近处没有癌的浸润。
- 对本例患者评估后，认为可进行完整的诊断性 ESD 切除。

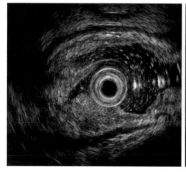 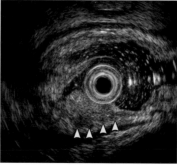 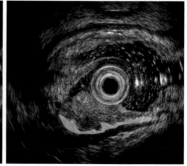

切除标本   实体显微镜

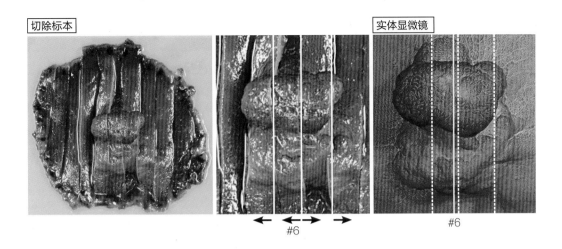

#6   #6

【病理组织学】

- #6 切片来自病变中央最大切面。病变肛侧的隆起（①）表面覆盖正常黏膜，但来自凹陷处（②）的癌组织存在于其深部并将其向上抬举形成隆起，且深部可见癌组织侵犯静脉（⑤）。病变口侧隆起④所在部位是低异型度腺瘤，③所在部位是高异型度腺瘤（high grade adenoma）。

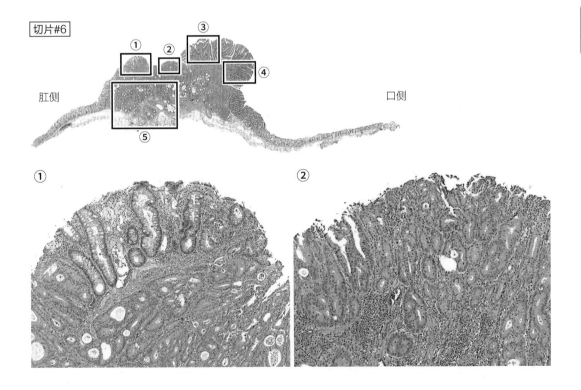

切片#6

肛侧   口侧

①   ②

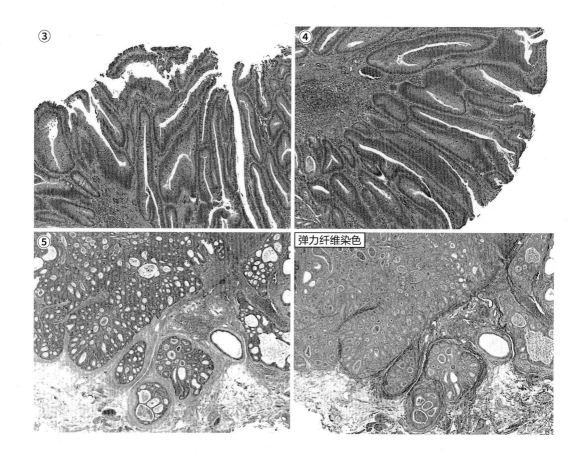

【最终病理诊断】

● 腺癌（tub1 > tub2）伴管状腺瘤，pT1b（SM 4000μm），Ly0，V1c，BD1，HM0，VM0。

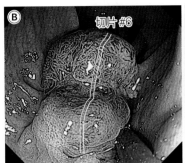
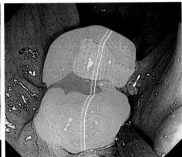
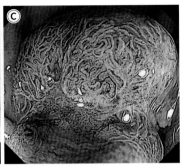

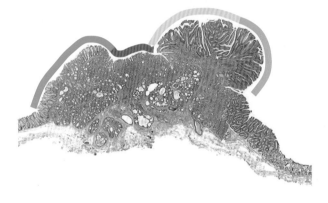

建议

- 首先用常规内镜观察病变特征，然后用 NBI 对病变中不同的成分逐一进行详细的定性、定量诊断，由于 NBI 模式可从普通观察一键切换而来，因此是一种十分简便有效的模式。

- 但是，当病变呈现凹凸不整时，有必要进行靛胭脂喷洒染色。NBI 观察下呈现 JNET 分类 Type 2B 的区域，或者诊断把握不大的时候，有必要追加 pit pattern 诊断。

第 8 章 病例学习（Case Study）

没有实体显微镜的医院怎么办？

　　在内镜切除标本的病理组织学与内镜图像的详细对比分析中，实体显微镜必不可少，但除专门医疗机构外，普通机构很少常备实体显微镜。最近，随着数码相机性能的提升，可以轻而易举地拍出质量不逊于实体显微镜的图片。

　　下图由奥林巴斯数码相机 TG-5 拍摄，使用深部合成模式，即使遇到同时具有隆起及凹陷的病变，也能将病变各部位准确对焦的数张图片自动合成，从而得到病变整体准确对焦的图片。

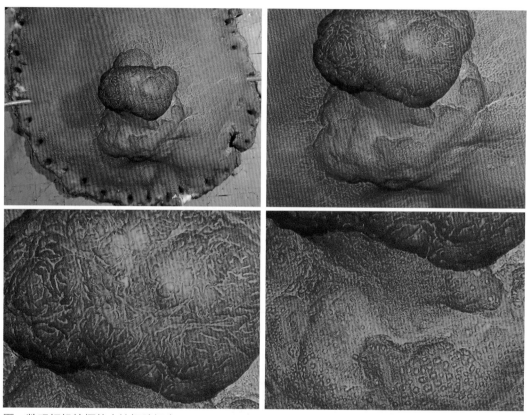

图　数码相机拍摄的内镜切除标本

何种组织类型？浸润深度如何？治疗方案怎么制订？

住元 旭，田中信治

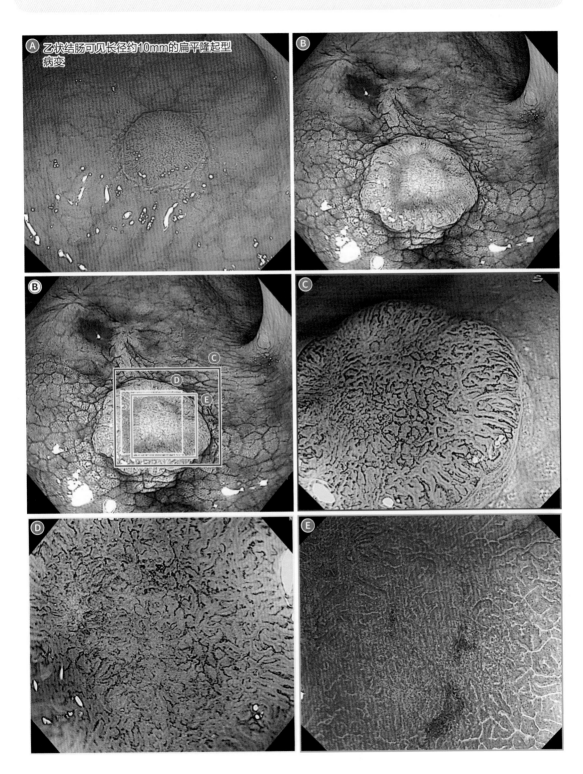

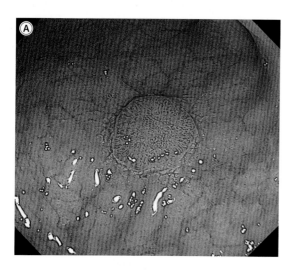

【常规观察】

● 病变为边界清晰、小型且低矮的扁平隆起型病变，整体病变发红，血管扩张较为醒目。

● 病变周边有白斑且伴有轻度的黏膜集中。

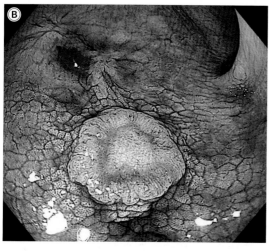

【靛胭脂染色】

● 病变中央可见清楚的凹陷。

● 可见多个不同方向的皱襞集中，病变呈平台样隆起。

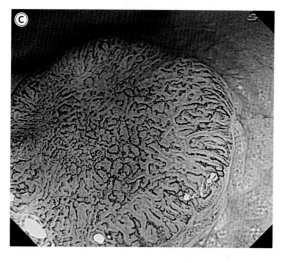

【NBI 放大（病变的边缘处）】

● 病变的隆起部分可见不规则的 surface pattern 及分布不规则的 vessel pattern，即 JNET 分类 Type 2B 所见。

● 向病变中央处移行观察，可见 surface pattern 的不清晰化，微小血管的粗细、分布也更加不规则。

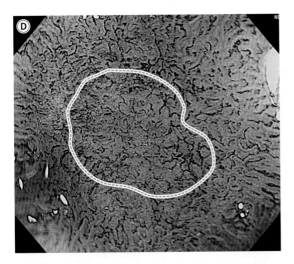

【NBI 放大（病变的中央处）】

● surface pattern 完全消失，无法辨认（无结构区域：○）。微血管中断，碎片化，即 JNET 分类 Type 3 所见。

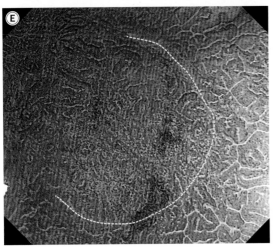

【结晶紫染色放大】

● 凹陷处（○内）可见形态各异的 pit 不规则排列，pit 的边缘不规整且部分不清晰。另外，间质区域（○）也着色不良。故诊断为V_I型高度不规则 pit pattern。

● 凹陷处的周边可见不规则分布、具有分支的管状 pit，pit 的边缘清晰且较平滑。考虑为V_I型轻度不规则 pit pattern。

2 EUS 及灌肠 X 线造影所见

【EUS】

● 病变呈低回声区域，整块向 SM 突入。SM 最深处断裂，肌层肥厚，病变浸润深度达 MP。

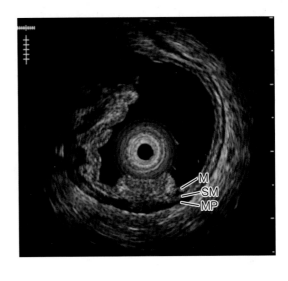

● 双重造影正面像。病变呈现边界清晰的透亮像，内部伴有边缘不整的凹陷。

● 侧面像可见清晰的硬化表现（⇨），病变浸润深度为 SM 高度浸润 ~ MP。

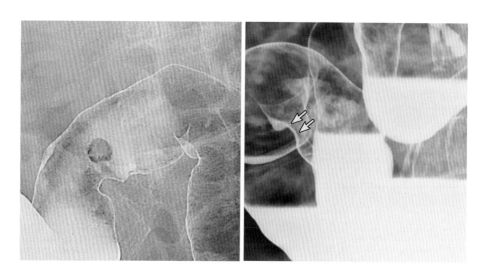

3 病理组织学与内镜所见对比

● 对于福尔马林固定后的手术切除标本，以病变为中心下刀，沿肠道的长轴方向进行改刀。切片 2、3、4 可见肿瘤病变。

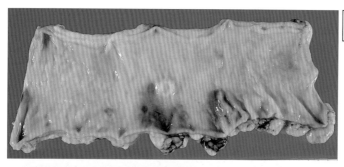

【手术方式】腹腔镜下乙状结肠切除术

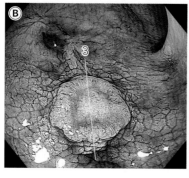

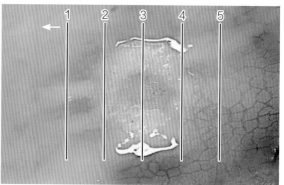

● M ～ MP 可见显著浸润的管状腺癌。表层仍残存稀疏的腺管，部分可见间质反应（DR）成分的显露，肿瘤浸润侧前沿部可见高度出芽（BD3）。

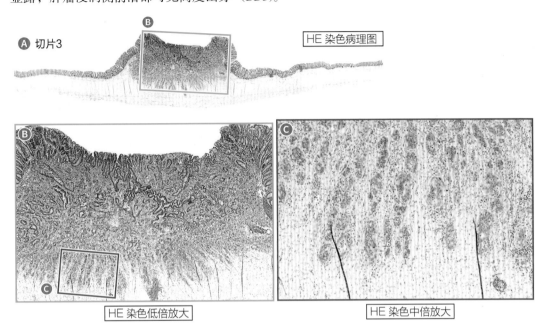

【病理组织学（D2-40 淋巴管免疫组化染色）】

● 可见 SM 及 MP 轻度的淋巴管侵犯（Ly1a）。

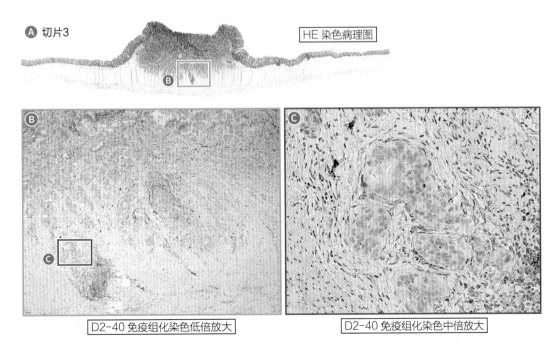

● 腺癌（por2＞tub2），pT2（MP），INFc，Ly1a，V0，BD3，pPn1a，pPM0，pPDM0，pRM0，pN0。

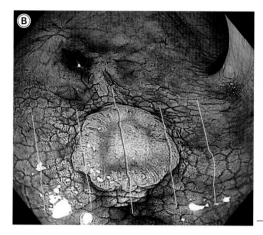

—— T2 (MP)

建议

● 有时即使能通过放大内镜诊断 SM 高度浸润，实际的浸润深度也不清楚，例如本例这样的进展期癌。EUS 能对病变进行断面观察，对于评估具体浸润距离以及肿瘤最深处与肌层之间的关系最为有效，且对于进行内镜下诊断性切除来说也是必要的检查手段。

● 本病例的灌肠 X 线造影检查也有很大的参考意义，如有可能，应对疑似 SM 浸润的病变进行灌肠 X 线造影检查。

Case 5　何种组织类型？浸润深度如何？

田中秀典，田中信治

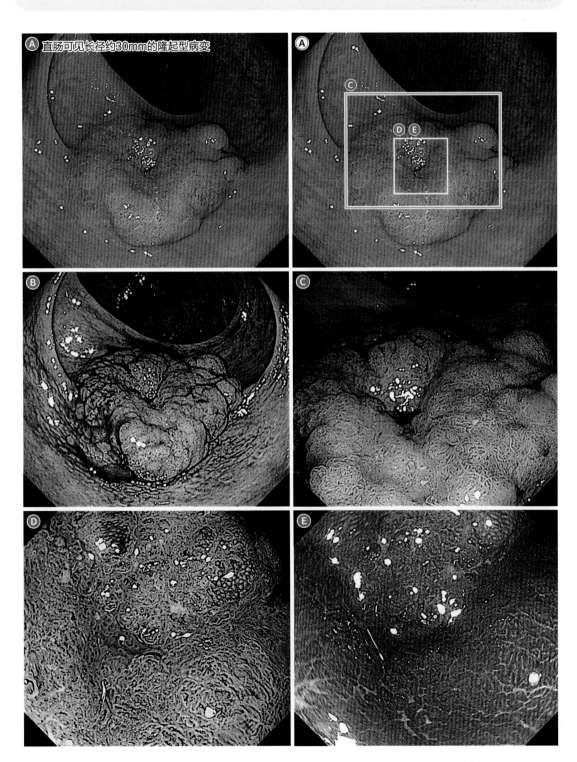

Ⓐ 直肠可见长径约30mm的隆起型病变

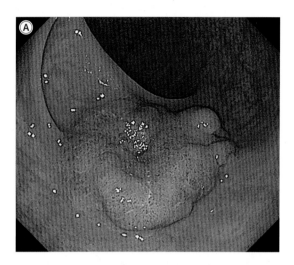

【常规观察】

● 病变右侧隆起陡峭，左侧隆起平缓，并具有一定厚度。虽然中央部分为发红色调的凹陷，但无法清晰辨认凹陷面的边界。

● 未见明显的紧满感及长轴方向的黏膜牵拉，另外也未见到典型进展期癌的癌性溃疡。

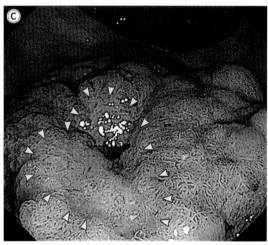

【靛胭脂喷洒染色】

● 凹陷面稍稍变得清晰（▷）。

● 整体可见不规则的 pit，凹陷内尤其不规则。

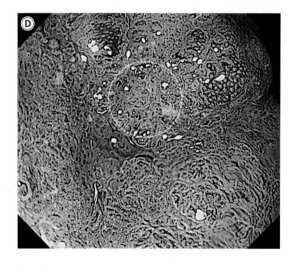

【NBI 放大】

● 中央凹陷处的 NBI 观察。发白的 pit 样结构高度不规则，微血管也分布不均且口径不一。

● 可见部分 surface pattern 消失、血管碎片化的区域，这部分所见属于 JNET 分类 Type 3（○）。

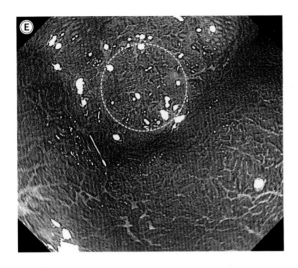

- 与 NBI 相同部位的结晶紫染色放大图像。可见不规则的 pit pattern，pit 自身也边缘不规则、不清晰且内腔狭小。诊断为 V_I 型高度不规则 pit pattern。
- 在 NBI 下判断为 JNET 分类 Type 3 的区域（○），虽然 pit 比周围破坏得更严重，但未见到明确的无结构的区域。

2 EUS 及灌肠 X 线造影所见

【EUS】

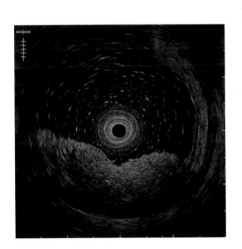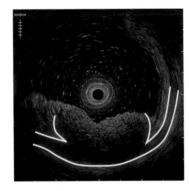

- 等回声 ~ 低回声的肥厚病灶，浸润至 MP。

【灌肠 X 线造影】

- 双重造影下病变呈现为边界清楚、边缘不规则的透亮影。病变中心附近可见钡剂残留，周围也有淡淡的、沟状的钡痕附着。
- 侧面观可见明显的硬化表现及台样变形，符合进展期癌的表现（◁）。

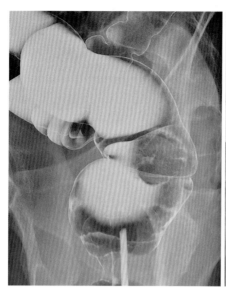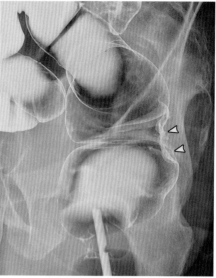

3 病理组织学与内镜所见对比

切除标本

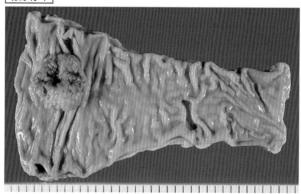

【手术方式】腹腔镜下超低位前方切除术

切片位置

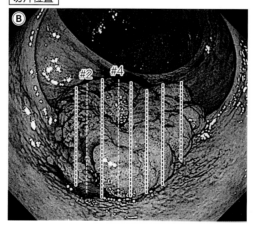

● #2 是病变浸润最深处部位的切片。表层覆盖有癌及非肿瘤的混合成分，内部不规则腺管交织成
  筛状结构（①）。肿瘤主体为中分化腺癌，浸润至 SS（②）。

● #4 为包含病变中央凹陷的切片。表层可见中分化腺癌露头，浸润至 MP（③）。

切片#2

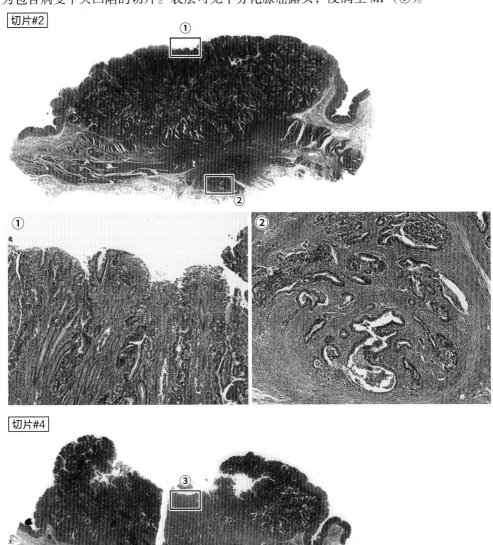

切片#4

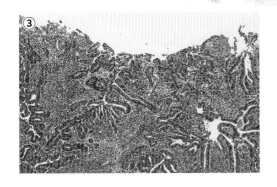

【最终病理诊断】

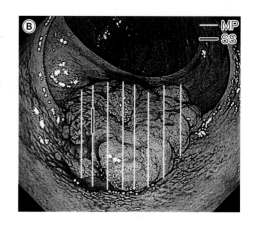

- 腺癌，tub2 > tub1。
- pT3（SS），INFb，Ly1a，V1a，pPn0，pPM0，pDM0，pRM0，pN0。

建议

- NBI 放大及 pit pattern 在大肠癌浸润深度诊断方面有很大的价值。
- 但是，即使可以诊断出 T1b 癌或更深的癌，也无法判断浸润深度。具体的浸润深度需借助 EUS 和灌肠 X 线造影，必要时可追加这些检查。
- 像上述这种乍一看是 T1 癌但实际上是进展期癌的病例临床上也会遇到。

Case 6 该病变是腺瘤内癌吗？

佐野 互，佐野 宁

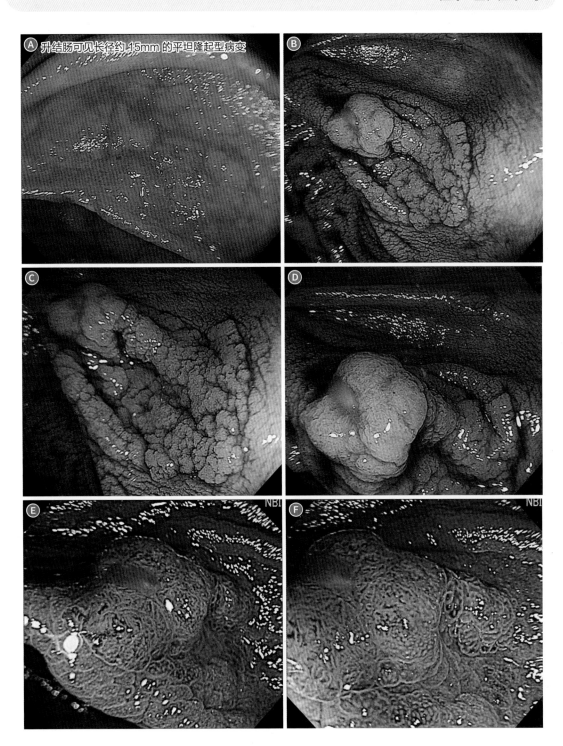

A 升结肠可见长径约 15mm 的平坦隆起型病变

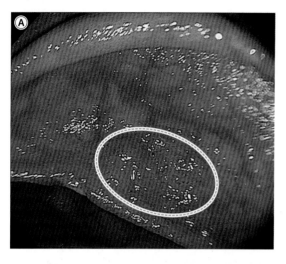

【常规观察】

● 虽然病变初看难以发现，但⊙内血管透见消失，仔细辨认可见长径约 15mm、轻度发红的平坦隆起型病变。

● 但是，像这种大小的腺瘤，其肿瘤血管并不醒目，单凭常规观察很难判断病变性质。

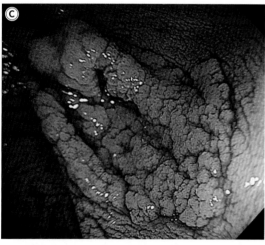

【靛胭脂喷洒染色】

● 色素喷洒后病变边界变得更明显，可见该病变一部分伴有结节样的二段隆起。

● 观察平坦隆起处的 pit，可见 Ⅱ 型 pit，但未见代表腺瘤或癌的肿瘤性 pit（Ⅲ、Ⅳ、Ⅴ型）。

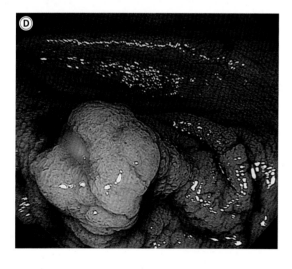

● 观察结节状隆起处的 pit，可见类似于V_I型不规整的 pit。

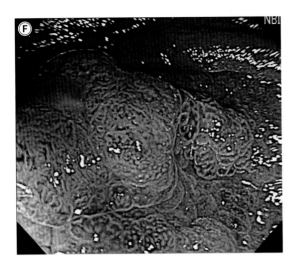

【NBI 放大】

● NBI 放大观察结节状隆起处，可见相当于 JNET 分类 Type 2B 的不均一分布的 vessel pattern 及不规则的 surface pattern。

2 病理组织学所见

【病理组织学】

● 诊断考虑为 SSA/P 伴细胞异型增生 ~ Tis 癌，行 EMR 完整切除。

● 组织学上，平坦隆起处可见 SSA/P 特征性的隐窝扩张、隐窝不规则分支、隐窝底部的水平方向变形（①）及部分细胞异型增生（锯齿状异型增生②），因此诊断为 SSA/P 伴细胞异型增生。

病理图

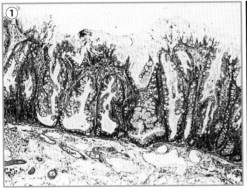

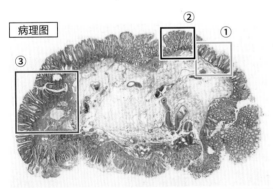

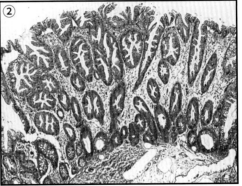

●结节状隆起处可见 SM 轻度浸润的中分化腺癌（③），未见脉管侵犯。

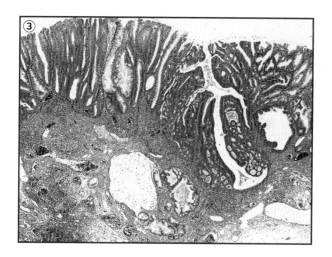

【最终病理诊断】

●SSA/P 伴细胞异型增生，局灶中分化腺癌。
●tub2，pT1a，Ly0，V0，BD1，HM0，VM0。

建议

●SSA/P 的病变越大，伴有细胞异型增生的概率就越大。

●像本例这样伴有细胞异型增生或癌的 SSA/P 大多会在病变内出现大小不一的结节或部分隆起。见到这种病变就要有细胞异型增生或癌混在的意识，应完整切除。

●

参考文献

[1] Sano W, et al：Clinical and endoscopic evaluations of sessile serrated adenoma ／ polyps with cytological dysplasia. J Gastroenterol Hepatol, 33：1454–1460, 2018.

Case 7 诊断是什么？

河野弘志，鶴田 修

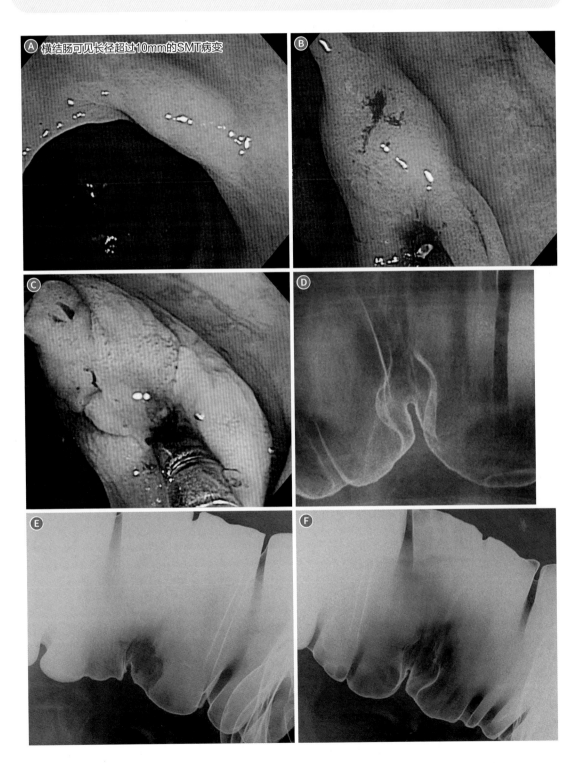

Ⓐ 横结肠可见长径超过10mm的SMT病变

1 应关注哪些内镜所见?

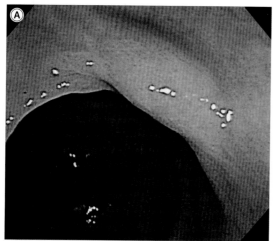

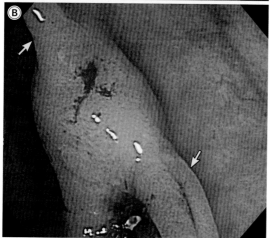

【常规观察】

● 病变为与周边黏膜颜色一致的缓坡样隆起型病变（Ⓐ）。

● 病变周边可见斜行朝向病变的皱襞（Ⓑ⇨）。借助活检钳获取病变的正面观，可见病变表面平滑，怀疑是 SMT。

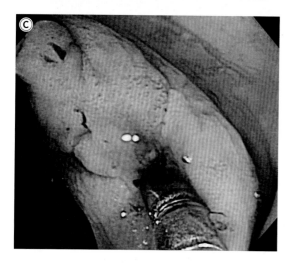

【靛胭脂喷洒染色】

● SMT 上可见边缘清晰、高度较低的隆起型病灶。隆起性部分内未见凹凸不整及凹陷。

● 虽然仅用非放大观察，但可见该部位的表面性状与周围正常黏膜不同。根据这些表现，怀疑"在 SMT 上存在上皮性肿瘤"或"癌在 SM 深部浸润，呈现出 SMT 样的浸润模式"。

2 灌肠 X 线造影所见

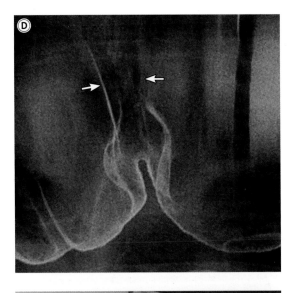

【灌肠 X 线造影（双重造影图像）】

- 俯卧位的双重造影图像可见长径约 10mm 的隆起型病变。病变隆起虽然陡峻但具有平滑的曲线，因为病变部分平缓，故认为是包含 SMT 要素的病变。
- 周围可见数条向病变集中的皱襞（⇨）。

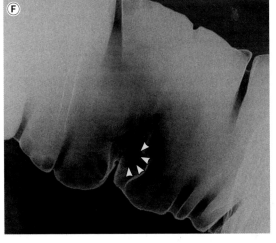

【灌肠 X 线造影（压迫像）】

- 即使用力压迫病灶，其形态也没有改变，故推测该病变主体在黏膜下。另外，在病变的口侧隆起部分内还可见另一平滑的、边界清晰的病变边界（▷），怀疑 SMT 表面存在边界清晰、较低的隆起。
- 与双重造影图像相同，压迫像中也可见向病变集中的数条皱襞。

3 应关注哪些放大内镜表现?

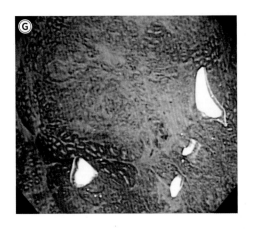

【结晶紫染色下 pit pattern 放大观察】

- 虽然可见 I 型 pit 及 III$_L$ 型 pit，但由于病变整体着色不良，存在大范围难以识别 pit 结构的区域。

4　EUS 所见

【EUS 所见（应用 20MHz 的细径探头）】

- 可见局限于 M 的低回声肿瘤，以及从 SM 到 MP 非连续性的稍低回声肿瘤（左图）。其内部可见数个提示含有液体成分的低回声区域（右图）。

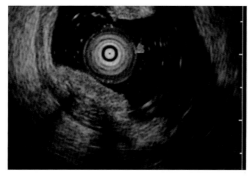 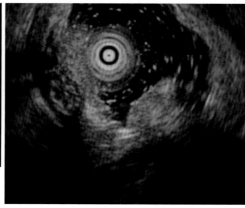

5　病理组织学所见

【切除标本的半固定像】

- 可见伴有皱襞集中的大小约 12mm×8mm 的平坦隆起型病变，其周围为轻微隆起的 SMT 样病变。

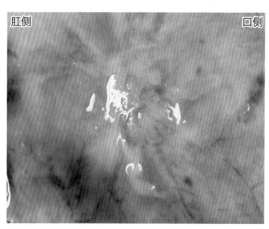

【病理组织学】

- 从病变中央处的切片可见，黏膜层几乎都是由不具腺管结构的低分化型腺癌构成的（②，③），这些是从 SM 到 MP 非连续性的黏液癌。另外，可见 SM 伴有纤维化（②）。

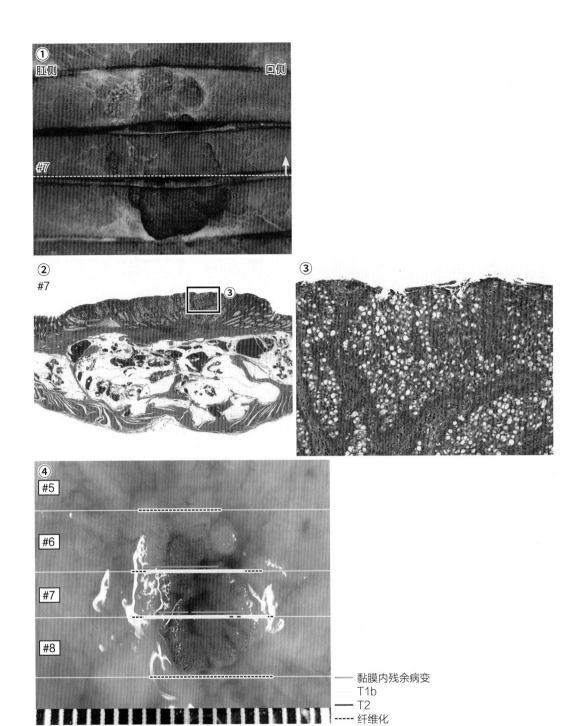

【 最终病理诊断 】

● 腺癌，黏液癌>低分化>中分化>高分化。

● 12mm×8mm，pT2，Ly0，V0，BD1，pN0。

● 本病例的特点是在 SMT 上存在浅表型肿瘤。诊断要点是浅表型肿瘤与 SMT 是否为同一病变。

● 常规观察下无法判断 SMT 样外观是浅表型肿瘤在 SM 深层浸润的表现，从 EUS 上看两种表现也没有明显的连续性，故考虑为彼此独立的病变。但是灌肠 X 线造影确可见病变具有皱襞集中，若为浅表型肿瘤与 SMT 独立存在的情况，则难以出现这样的表现。

● 除上述表现外，本病例经活检诊断为腺癌，因此诊断为浸润至 MP 的进展期癌，并进行了肠切除术。

● 回顾该病例可以发现，放大内镜下 pit 结构无法辨认的区域实际上为腺管形成不良的低分化腺癌。

建议

● 由于上皮性肿瘤（尤其是癌症）有时会以 SMT 的形式存在，因此在遇到 SMT 时要重点观察病变的表面结构。

● 在确定上皮性肿瘤与 SMT 有无相关性时，通过常规观察、放大观察及 EUS 诊断病变的性质、浸润深度是很有价值的。

● 灌肠 X 线造影可以勾勒出病变的全貌，是一种能够客观反映皱襞集中的有效检查。